從手開始 TAPPING

打讓身體多活20年UP

宣印 導師◎著

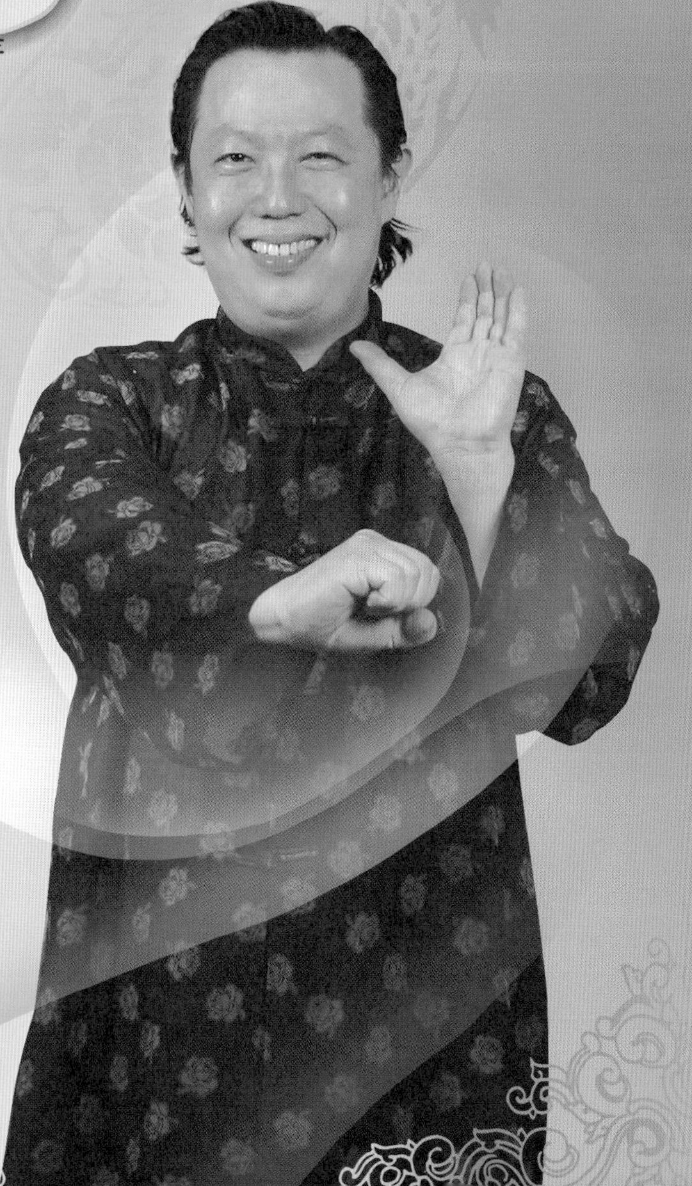

推薦手記

手與你的親密說話

發現你自己
就從「手」開始
世界又多一種新選擇
驚喜台灣人創造了經絡拳——Accupunch
是一種平實、超越、體驗、實證、分享的生命運動

無論你是
追求身心健康的生活家
追求靈性的修行者
生命並不侷限在身體裡
活著是神識和身體的結合
我自己是不生不死的

經絡拳——Accupunch
陪伴實踐者創造無限力量
引領我掌握人與人的情感
「打」讓生命是個創造而不是一個發現
幫助你以較高能量開發「大我生命」的契機

希望打經絡拳100天後
「舊的你」轉變成為「新的我」

原來打出樂活是如此清新自在
打出慢活是如此健康快活

宣印學派：「TAPPING振動」的創辦人宣印博士，整合經絡振動與律動，調整身體姿勢和情緒，釋放長期壓力和疼痛，其目的是重新喚醒人們天生所具有的自我創造與自我治療的本能。

當這個本能被喚醒後，你便擁有創造你想成為誰的能力。還你身體重回健康自由的狀態，讓身體肌肉、關節、心靈重新回到和諧平衡的狀態。

願每一位受身心病苦的生命都因看了這本書而徹底康復，得到圓滿喜悅的愛。

經絡拳老師群

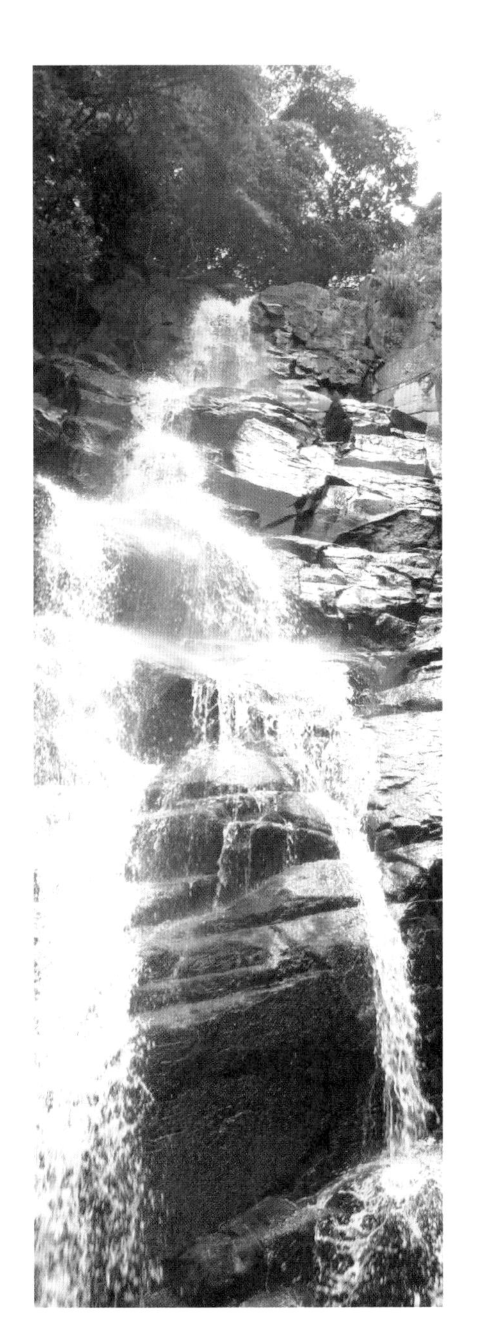

重新編印序

讓人類多活二十年的經絡拳

這是一本差點被扔進垃圾桶的書，拿著「新手稿」走到房間的一角，沒再讓這些紙張被扔進垃圾桶。

《從手開始》已經發行了三版五刷，一直以來都是給經絡拳的學員們與講師做為內部的教材使用，始終沒有對外，直到2008年的6月份，在中央通訊社副社長黃東烈先生的推薦下，重會了三年前的老朋友，紅螞蟻圖書公司的負責人「東東」（台北市出版商業同業公會理事長），才讓本書得以出版。

本書的誕生與轉生，請你一定要細心的閱讀。因為當你愛上經絡拳就好像愛上了一個人，所以一定要細心的「邊讀與邊打」，發現經絡拳的愛與雙手的超能力。

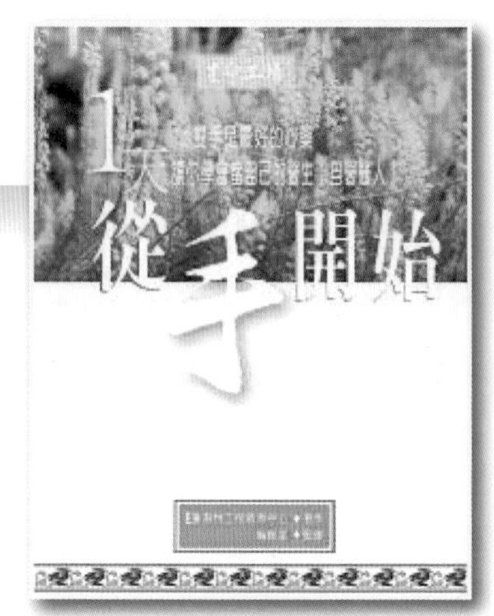

1997年出版第一刷

我懂經絡是什麼

中國唯一一本以帝王命名的書《黃帝內經》在國學經典中地位獨特，生命學是帝王之業，表達了上醫醫國，中醫醫人，下醫醫病。《內經》說：人為什麼會得病？習性造病。若能恬淡虛無，真氣從之，精神內守，病安從來。我總結兩個養生要點：「健康長壽靠自己與順其自然」，一個精神目標：「天人合一」。

發現先秦古人是有大智慧的，古人在說經絡生理組織的時候，過去沒有生物電的傳導概念，而現在指的解剖組織血管、神經、淋巴系統等，古人只用「經絡」這個詞來替代那些肉眼能看到的，因為血管或神經的分佈難比對畫出來，於是留下了一個代代相傳的經絡圖，去讓後人鑽入胡同裡研究醫理與墨守成規的醫治。

我們雖然無法看到原始文獻的原文，但也不會在窠臼裡打轉，更不會瞎說經絡是超生理系統、是光電結構、是外星人發現的，或是外太空文明留給地球世人的秘密瑰寶，這荒誕講法讓世人笑話十幾年直到今天。

古人說經絡是體驗、誠實的，現代人說經絡是用想的，心裡不明白或是心中有鬼，經常看不懂就把傳統經絡說成是超科學，然後又強調經絡超過了現代科學可以解釋的程度，可以胡說騙騙大家，但我們每天打經絡拳實踐《黃帝內經》，所以我們懂《內經》說「血行脈中」是什麼，更懂「經絡」是什麼。

手針

人體是所有生物組織裡最精密的結構體，其中有一個和諧的經絡體系，所有的太過與不及都源於人身體結構內部的太過與不及。如過多工作，肝經不通肝火會太盛，木（肝）生火（心），我們的心就會煩亂，做事就會很急躁，如果腎經不通又腎氣不足，我們的思維能力就不夠，很容易精神恍惚做錯事。

因此《黃帝內經》的生命學是人類學中最高學問，尤其是經絡學說是十五億中國人的祖先與疾病奮鬥的過程中，奇蹟般地發展出的一門獨特的科學。我們體表的病，可用按摩療法；深層經絡的病，可用針刺療法；再深五臟的病，可用藥物療法；若已經病入膏肓，就可用經絡拳起死回生。

然而現在的中醫師治法也很時尚，治療他們的患者常用「針灸」，當針到達每一層時均有「針感」，患者會感到酸、脹、麻，而施術的中醫師有粘針的感覺，他們會教病患打「經絡拳」延長療效，讓病患學回家當做保健或做復健，兩者配合相輔相成，通稱「手針」。手針＝經絡拳＋針灸。

所謂打經絡拳只不過在打醒本性，就是不需要任何外在的東西，依據自己的本能就能夠達到健康和諧。從打經絡拳認識自己，打到天人合一。天人合一就是天和人的和諧，大宇宙和小宇宙和諧，人與自然的和諧程度越高你就越接近「健康至美」。

總之，打經絡拳就是在讓自己「多活二十年」的健康生活，在實踐「多活二十年」的人生方向，在打造「多活二十年」的喜悅目標。打經絡拳的「神奇共振」療癒元素，讓中醫傳統文化永遠不會消失。

經絡拳的生活化

你知道骨質疏鬆與腎是有關係的嗎？缺鈣補鈣，是現代人的方法，而經絡拳的思維則是打腎經補腎氣，因為「腎主水、主骨」，骨頭出了問題，自然該從腎經上解決。

《黃帝內經》是《從手開始》的老師，經絡系統是在肢體和內在心靈的連結能量線，我們不是講如何治病，主要講如何順其自然的疏通經絡。因為人和自然越和諧，越親近自己，越能調理好生活，調理好身體，才能調理好「人」。

親愛的讀者，《從手開始》希望讓社會大眾更容易理解經絡拳的生活化，只要會呼吸，手能活動，就可以體會經絡拳的奧祕。健康是「積精累氣」的過程，打經絡拳精氣足了，自然是吃好、睡好，人才能健康長壽。

同時我也將所得的一切版稅捐助給身心喜悅協會，當做終生志工培訓與定期義診的志業工作。敬請不吝指正，我期望本次再版會對讀者的身體更好。

最後，感謝上蒼，本書可以有緣和大家見面，並謝謝本會的幕後功臣，紅螞蟻圖書公司董事長李錫東先生、中央通訊社副社長黃東烈先生、台聯黨前主席蘇進強先生……等。宣印在此不勝欣喜感激。

宣印於中國北京2008.7.感恩大家

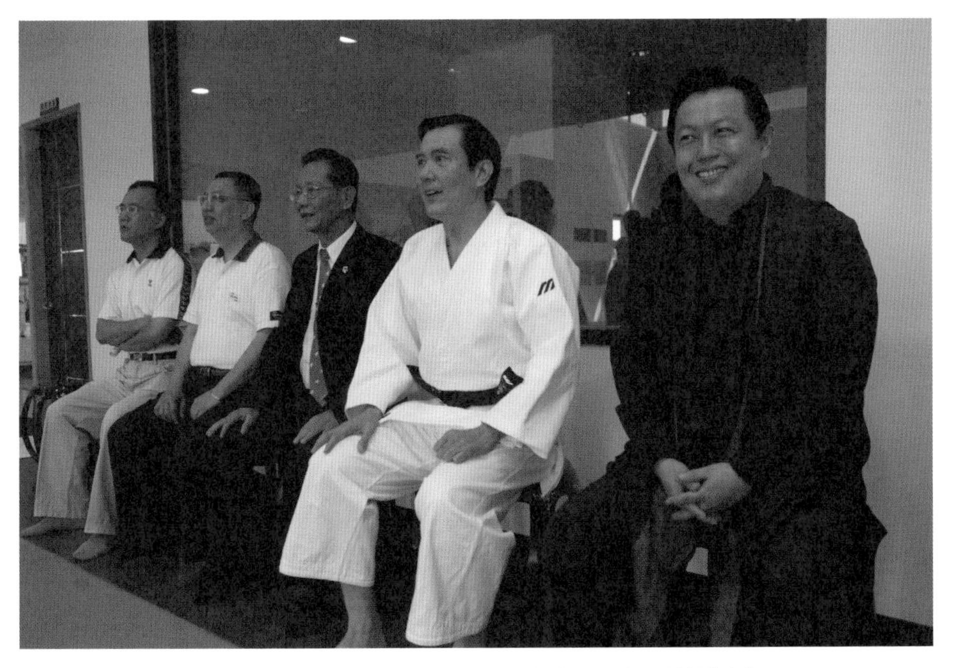

經絡拳創始人宣印與馬英九總統和在座貴賓一起參與柔道國手特訓活動。

作者序

成為自己的太醫

你，是經絡拳後裔與第一代傳人，也是《黃帝內經》第108代承襲人，因為你在打經絡拳。

高血壓、中風、糖尿病、心臟病這些慢性病的剋星是什麼？是藥，是高明醫生，還是自己呢？不要以為這些病跟你的身體很遙遠，面臨不斷出現的新疾病，醫藥的進步也束手無策，彷彿面對身體病痛是一種常態敗仗的美學。從這個觀點來看，不如勇敢面對自己的一切病痛，學打經絡拳成為「自己是自己的醫師」，幫你打經絡拳三年後成為自己的太醫，讓身體活得瀟灑，活得舒服，才是一條簡單打勝仗的健康道路。

經絡拳是太醫御用的祖傳養生法，但不是號稱可以醫治癌症的太醫，是教導健康的人「預防疾病」，教導生病的人「治癒病痛」。而太醫是誰呢？不是歷代名醫，而是「你」。YES，就是你。

你，是經絡拳後裔與第一代傳人，也是《黃帝內經》第108代承襲人。只要《從手開始》每天花個15分鐘打一打，釋放身心之後，然後從頭到腳的感覺自己，發現嶄新的能量受益無窮。

追求健康與喜悅是多數人的生活理想，但要如何達成呢？有的人以為拼命運動身體自然會好，其實不然，運動過度的人壽命並不會長，關鍵就在你每天的生活，有一種可行的實際方法能夠照料全身，也能照顧每一個念頭。然而許多問題的確不是一朝一夕就能解決，尤其是「急」、「躁」

就是一個不容易治癒的病因，若能學著不急不躁沒有火氣，可能比學經絡拳更有直接療效。

經絡拳提供給不急躁、腰圍不大、血壓不高、膽固醇不高的讀者，善用雙手打打經絡，雖然不能馬上改善長年隱疾，卻是馬上有效的舒緩症狀，相當值得試一試。

經絡會說話

我們常常忽略了傾訴身體的內心話，也常常忽略了傾聽來自身體的傾訴，肢體的肌肉要求你休息，而你卻每天帶著煩憂與壓力入睡，緊繃全身的經絡與肌肉，醒時全身僵硬緊繃的去工作，最後終於生病了。脖子痠痛、肩膀痠痛、腰痛、小腿痠痛、手腕痠痛……，其實都是來自經絡系統等發出的求救訊號。以下是宣印學派的研究說明：

經絡是內在心靈與人格狀態的具體表現。

愛生氣是肝經不通、超緊張是胃經不通……

經絡與疾病是我們內在是否和諧的具體表現。

肩膀不舒服是三焦經亢進了、頭痛是小腸經沒力了……

經絡是一本活生生的自傳，記錄過去的生活遭遇與情緒。

不快樂的個性是肝經與腎經特別硬、會說謊是脾經與膽經特別硬……

經絡系統可以說是全身的資訊網路。每一條經絡都包含著全身的資訊，每一個穴位都是全身的一個視窗，透過這個經絡網路與穴位視窗，可窺獲瞭解疾病先兆。如果不疏通經絡管道，經絡將不斷地干擾我們的身體、毒化我們的情緒，除非，它們被「經絡拳」釋放……。

有這些身體症狀者需要經絡拳

經絡拳——Accupunch為您準備的「身體饗宴」，請在身體上、思想上服用TAPPING（貼品）處方，一定能重新恢復身心健康。有這些身體症狀者需要打經絡拳：

疼痛，是經絡不通的信號，是人體超負荷亮起的紅燈，有重要的預報意義。

腰酸，是腎經不通的信號，尤其是夜尿多，是腎虛的表現。

胸悶，是肺經不通的信號，因為肺主氣、管呼吸，肺氣虛弱則胸悶。

僵硬，是肝經不通的信號，筋的彈性出問題是由於血不能濡潤筋了。

無力，是脾經不通的信號，因為脾主四肢肌肉，如有胃脹就更應打打脾經。

頭暈，是心經不通的信號，應立即坐下休息，降低頭部位置，以保證腦部供血。

憂鬱，是膽經不通的信號，膽氣不足是不能夠戰勝自己與恐懼。

失眠，是心包經不通的信號，必須減少工作量。

現代醫學從六〇年代，疫苗克服了小兒痲痺症之後，幾十年來，幾乎沒有聽到有哪種疾病再被治癒。雖然醫學水準不斷地進步，但卻越來越多的慢性病，沒有一個再被攻克過。如今病人開始浮躁了，當疾病發生的時候便躲到醫院，希望能遇到名醫，馬上治癒疾病，但最後是失望的。如今，你或生病人該怎麼辦？

你需要學習經絡拳。打打經絡像給房子大掃除。也許不是一個輕鬆的過程，有時身體出現異常的暫時不適，此時你千萬不能放棄、動搖，就像屋子收拾到一半你停下來的話，那麼屋子肯定會比沒有收拾前還要混亂。等混亂過去後，身體會重新整理，把身體調整到最佳健康狀態，並有近二十年的健康保證。

最後，我想問你一個問題，如果一個人暈倒，最快的急救方法是什麼？打電話叫救護車。可是如果在飛機上、山上、塞車或沒帶手機，沒電呢？尤其是心臟病發作時，若能3分鐘內『打心包經』就能得救。十多年的教學，我們也聽過有太多經絡拳學員的急救故事，他們學會打經絡拳的急救技巧，讓自己與家人受益終生。

請相信手，相信自己，相信經絡拳。

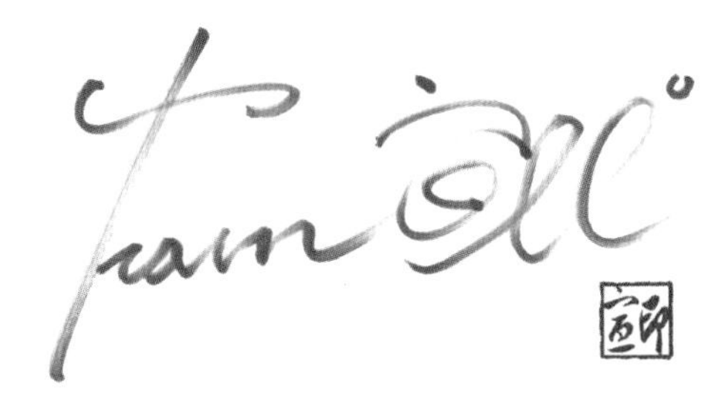

第二部

第三部

第四部

雙手的療癒 經絡拳律動 106

第五部

雙手的靈魂 輔導靈 144

第六部

導讀

我的手

在夜深人靜的時候，用力呼吸一口城市裡冷冷的空氣，我的手用力打醒自己，告訴自己：生活還得繼續，生命沒有生病，沒有痛苦，它只是一種感受，一種成長。

你可曾思量：「自己的一雙手，究竟能夠釋出多少的能量？又能為自己帶來什麼樣的世界呢？」水能載舟、亦能覆舟。雙手的能量，可建立起成功的一切，亦可絕然的毀去所有。善用、活用雙手的能量，打造出自我的天地，是一種學習，更是一種領悟。

我們自呱呱墜地後，能量的雙手便伴隨一生，是日常生活不可或缺的助力，也是生命中重要的角色：小朋友高興的時候會手足舞蹈，青少年們以熱歌勁舞渲洩滿溢的情緒，年長者會打太極拳等功法修身養性。那我們為什麼非要等到年老時才懂得用雙手維護健康呢？

在我們的觀念裡，雙手是辛勤工作的好幫手，是健康活力的好夥伴，當然也可以成為健康的主宰者。學經絡拳的人最常被問到的問題就是：經絡拳與一般推拿、敲打有何不同？答案是「完全不同」。經絡拳談的是「拋物線」，就像丟東西一樣，要如何丟才能把東西丟到目的地，如何振動TAPPING將能量送入身體肌肉、神經、經脈縫隙裡，這是一門高深的治療藝術。而一般的推拿、敲打、搥打、棒打，操作的都是直線，所以永遠是表面，操作過程不用腦筋很容易受傷。

因為TAPPING不是表層肌肉群，所以必須學習、理解，要瞭解經絡的曲線、肌肉群、骨骼……，通常要經過一年以上才能瞭解其中奧義。好了，在第三部——雙手的振動 TAPPING的Try it（試一試）有細說，現在我們來導讀本書的六部吧！

第一部　雙手的力量 power

融入自己和病人的真實故事及比喻，協助你藉由雙手瞭解「生命與情緒」的反應，由身體瞭解自我，使自己更認識自己生命的特質。這些療癒小故事，能消除內心的緊張與焦慮，達到健康生活的自我肯定、圓滿生命的力量。因此雙手是最佳的心靈捕手。

第二部　雙手的生命 學成太醫

生命在於活動，而不是盲動。學習打經絡拳是不需要任何器材設備，憑一個人的悟性與用心來打。經絡拳在中醫裡是最基本的，同時又是最高層的醫術，手到病除就是太醫的學習工作。

第三部　雙手的振動 TAPPING

每天早上操作一次全身性的TAPPING，15分鐘就能夠增強身體的能量。如此一來我們的身體就會一天比一天來得更健康。宣印學派衷心希望每一位讀者及其家人都能夠因此愈打愈健康。所以學好了經絡拳不僅可以治病救人，還可以修身養性。

第四部　雙手的療癒 經絡拳律動

經絡拳律動是一種能量轉換現象。這種超科學的自療方式，我們稱它為「經絡拳——Accupunch」，有如舞蹈的雙手帶領我們參加自己與全身各部位的喜悅慶典，奇蹟似的完整治癒全身，如此神奇的方法就等你自己來打開。

第五部　雙手的靈魂 輔導靈

輔導靈是討論身體和心靈的關聯。實際上，心比身體還重要，因為疾病和死亡都是屬於生命週期的一部分，只要做好「真愛」的功課，接受生命幻化出來的所有樣貌，願意愛人，就會看見輔導靈。現在請你自救吧！以更寬廣、健全的心態看待悲傷、恐懼、絕望的負面情緒，就不會錯失了生命中的禮物。

第六部　雙手的印證 身心喜悅

經絡拳見證了實踐者療癒病痛的奇蹟，宣印學派擁有數千篇的見證與分享，《從手開始》只抽樣幾份與有福氣的人共用。希望藉由經絡拳前輩分享，能幫新手轉成老手，更有信心實現身心喜悅的生活目標。

本書自發行以來，獲得社會大眾無數讀者的肯定與指教，在此真摯地感謝出版工作人員。本書文字記載精簡扼要，《從手開始》深入淺出，以實用的觀點著述，適合各種不同背景的人閱讀，是很有價值的一本書。

在夜深人靜的時候，用力呼吸一口城市裡冷冷的空氣，用心打醒自己，告訴自己：生活還得繼續，生命沒有生病，沒有痛苦，它只是一種感受，一種成長。

如果你愛上這本書，經絡拳將成為你生活的一部分！成為養生的人，會保養身體、保健心靈，希望讀者受益無窮是我們出書的目的。用力呼吸一口氣打經絡拳，**是生命中最有價值的選擇**，讓自己成為有智慧的人，在身體和靈魂之間打造平衡與和諧。

完成於一九九七年十一月 台灣台北

增修 2008.7.

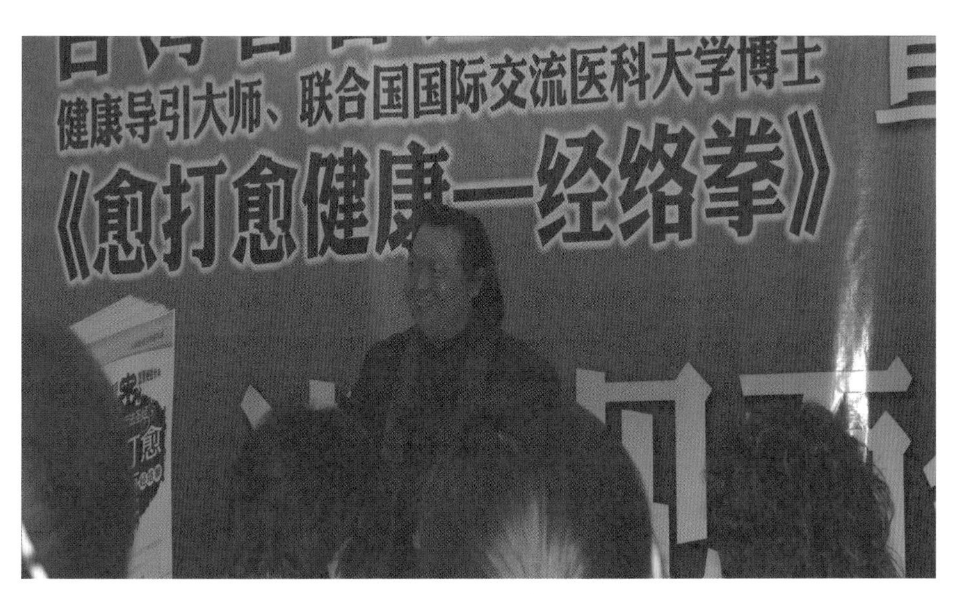

宣印於中國北京的新華書局發表演講

TAPPIN

前言

從手開始就是從心開始

從手開始的精神是讓人們知道生命在於活動，

但不是盲動，我們稱之「經絡拳——Accupunch」。

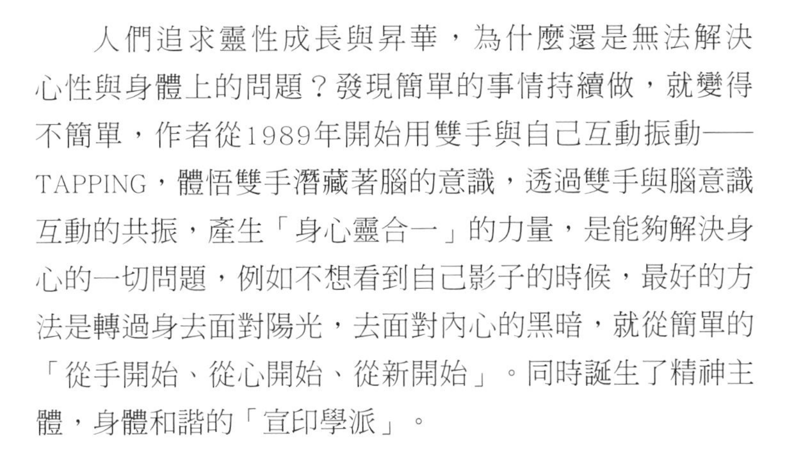

人們追求靈性成長與昇華，為什麼還是無法解決心性與身體上的問題？發現簡單的事情持續做，就變得不簡單，作者從1989年開始用雙手與自己互動振動——TAPPING，體悟雙手潛藏著腦的意識，透過雙手與腦意識互動的共振，產生「身心靈合一」的力量，是能夠解決身心的一切問題，例如不想看到自己影子的時候，最好的方法是轉過身去面對陽光，去面對內心的黑暗，就從簡單的「從手開始、從心開始、從新開始」。同時誕生了精神主體，身體和諧的「宣印學派」。

學派累積近二十年身心靈治療的臨床研究經驗集成「經絡醫學、動態養生、靜態養生」。動態經絡拳，動則生陽，可以增強精力，提高工作效率；靜態經絡拳，靜則生陰，可以降低人體的消耗，人的壽命也相對較長。從手開始是動靜交替的剛柔相濟，亦動亦靜的新觀念，本學派所推廣的經絡拳是界於動養生和靜養生之間的一種絕佳的活動。

打經絡拳老少咸宜，隨處可練，所以是全世界健身的首選，同時，我們將經絡拳運動、太極拳運動、瑜珈運動、有氧運動或散步，每週實施三天，每天90分鐘，以對照什麼運動可以持續不斷又深層，結果答案是經絡拳。它能融合各項運動，如舞蹈與球類也打經絡拳，就能增強柔軟度與爆發力，不愧是未來的運動之母。

希望你我打經絡拳能融合運動也融化人與人之間的陌生，同時也超越生命的苦味與悲情，轉化為甘味與希望，不妨細細咀嚼「從手開始就是從心開始」的生活，一起打造生命革新與靈性淨化。

經絡拳——Accupunch是什麼？

活用雙手，振動經絡，改善體質，自救救人。

經絡律動，釋放內在不安的情緒。

調合身心後再提升，轉化情緒回歸自己體內，形成療癒能量，讓身心喜悅。

激發身性潛能，開啟心性智能，發動靈性向能。

讓每一個人都可以成為自己的醫生，不但可以自救，還能夠救人。

不論你身在何處，隨時都可以和自己的身體互動，與自己的心靈對話。

啟動自癒系統，修復紊亂的身體能量場，發現身體潛藏的力量。

經絡拳，喜悅心，喜悅行，你我打成一家親。

經絡拳，是人體與心靈的激盪方法，串連身心靈的溝通橋樑。

經絡拳，《從手開始》是所有人相見恨晚的一本書。

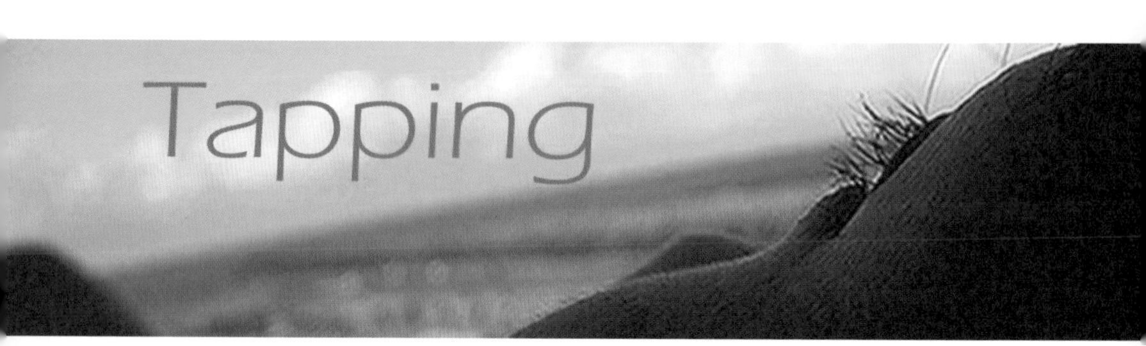

振盪身體──TAPPING

世界上的每一個人都是獨立的生命。生命不只是開創生命體，最重要的是不斷的淬煉成就生命圓滿。雙手正是生命的核能發電廠，最特別的是自己振動身體──TAPPING，身心的能量來源不是來自於核能的分裂，而是核能的融合，經絡拳一旦啟動身心靈振動，能量便源源無絕的釋放，永遠都不會停歇或枯竭。

習氣與慣性使得我們成為獨一無二的自己，然而偏頗與不當的姿勢和使力也帶來許多難查且日益累積的身體傷害。人身難得，身體是生命修行的道場，我們的身體如實記錄了成長的一切，若能善用雙手，就可處理生命中的恐懼、自卑、焦慮種種情緒沉積在身體形成的病痛。

冀望每一位讀者或是學員都能善用自己的雙手打開心門、打出健康，讓悲傷止步靠自己打除。讓自己的生命活絡起來，透過振動身體──TAPPING帶領您增進對身心狀態的察覺、情緒與習性的改變，使身心平衡，創造自己的生命體，達成身心靈合一的永恆喜悅！

無論您是什麼因緣接觸到這本隨身攜帶的《從手開始》，我們都要恭喜您！如果是親友介紹給您，這位親友就是您生命中的貴人。如果是陌生人推薦給您，這位陌生人就是您生命中的恩人。

我們深信：身心喜悅的泉源就在打經絡拳裡發現。

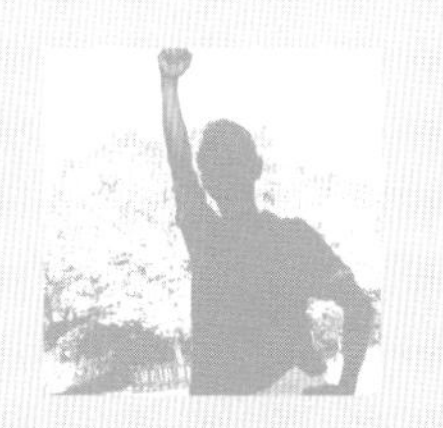
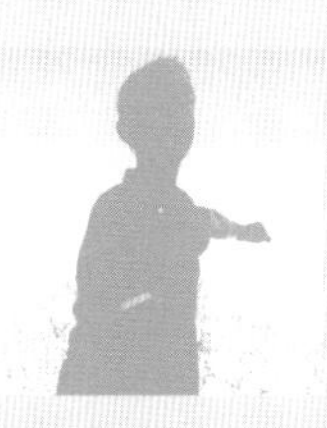
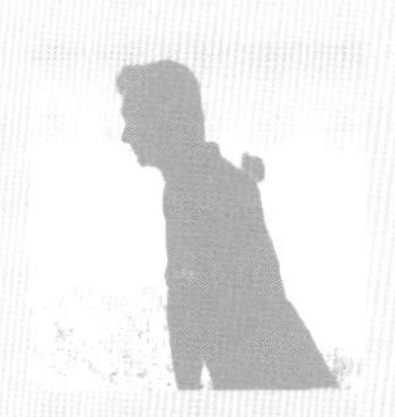

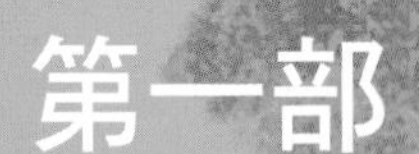

第一部

雙手的力量 power

高科技生活的來臨
正是應驗了雙手萬能
即使我們用手創造了物質世界
但也僅發揮了它微小的潛力而已
真正的力量，power
手腦連結的啟動
產生共振效應
改變身心靈的能場
才是手的真正無形價值

打經絡拳三個月後發現
雙手是我們最好的老師
無時無刻陪伴我們的生命成長
幫我們找到了愛
愛自己——學習負責
愛家人——學習付出
愛地球——學習大愛

我的第一次接觸

這是我一生中第一次與雙手的對話。

每天，我總有機會照照鏡子，整理自己的儀容。但是，我好像未曾仔細看看自己的雙手，雙手每天為我做那麼多的事，有關雙手的一切，我熟悉瞭解嗎？還是全然陌生？

我常自問：雙手的價值是什麼？雙手的能量有多少？我如何活用雙手打造健康的人生呢？於是我第一次用心去圖書館探索雙手的奧秘。發現雙手是人體神經叢最密集的部分，所以感覺最敏銳，和腦部的聯繫也是最密切的。雙手越靈活，腦部的運轉越流暢。

現在我有空就會看看雙手，看著手掌的紋路，健康彷彿印在經絡線上，慶幸自己在癡呆前發現了紋路與經絡之間的關係。紋路與經絡一樣，越清越明，頭腦就越清明；越雜越亂，頭腦也就越雜亂。

所以，老年癡呆或帕金森氏症等患者的復健，都是以雙手為重點。因此有人認為打打麻將也可以預防老年癡呆症。

透過雙手和腦的連結，讓我們身（肉體）心（心靈）合一。如果心靈（能量體）能夠超越肉體（生物體），不但會改變生物現象的問題，還可以重造優質的新生命體。

身體不過是靈魂棲居之處，靈魂是不朽的。我們的雙手就像靈魂一樣，能夠創造很多驚奇。雙手彈奏樂器——創造音樂律動的美。雙手碰撞身體——啟動身心靈的能量流動。

處於本體，大於創造一切

雙手是生命的本體，一切創造的物質不在手的上面，而是屬於手的下面。物質永遠帶不走，而雙手在本體中可以永遠超越物慾的尾隨。只要學習透過「手」連結「經絡」、啟動「腦」、觸動「心智」，逐漸的進駐身心靈，圍繞自己成長的喜悅，也藉由雙手將生命從不完美移轉到完美。

當然是用本體的心手合一，使心靈的能量體超越肉體的生物體。不但會改變生物現象，還可以重造優質的新生命體。

身體不過是靈魂的棲居所，不朽的靈魂透過雙手，時時創造著驚奇。雙手彈奏樂器——創造生命律動之美，雙手碰撞身體——啟動能量的循流，雙手創造文字與繪畫——展現靈魂的感動。

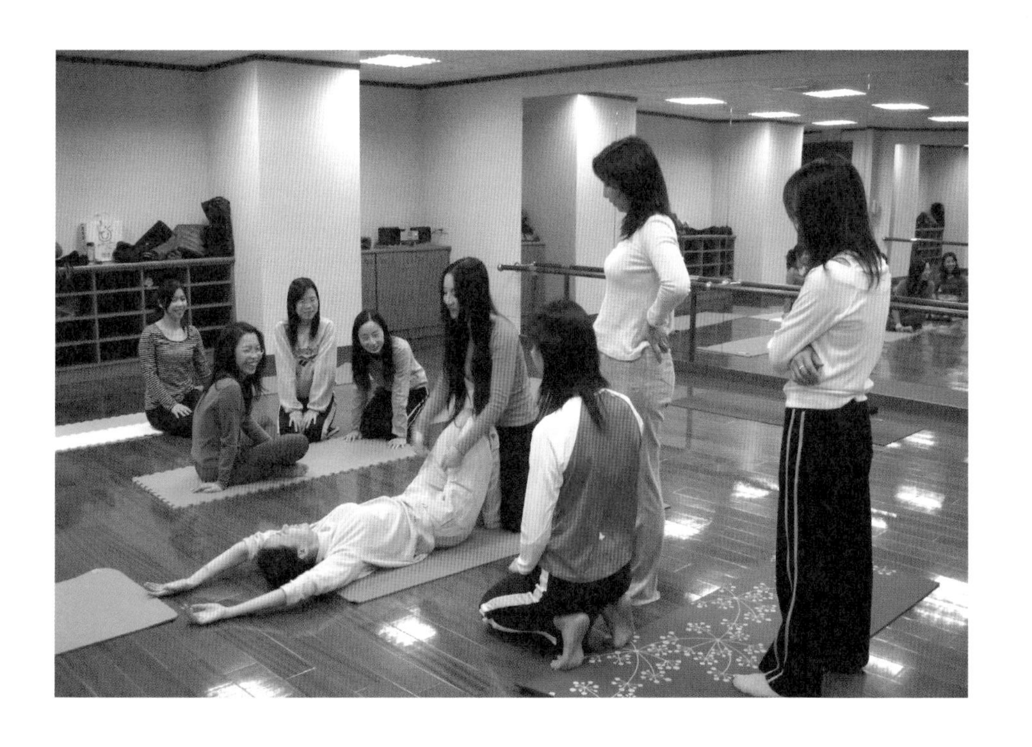

當你對周圍的任何事物感到不舒服，那是你的感受所造成的，並非事物本身是如此。藉著感受的調整，你可在任何時刻啟動雙手，加強感受進而去轉換想法。

即使是身體殘缺，只要心態永遠朝著陽光，就會發現，自己永遠不孤單。因為唯有自己釋放自己，才能得到真正自由！

因此，改變腦中的神經鏈，使痛苦化為快樂，最佳的心靈捕手是雙手。

心手相連的新生命故事

我們的雙手是帶給自己內在成功的開始，也帶來世界新文明的良性進步。當然最值得品嚐回味的，是心手相連的新生命故事……

大自然潛藏著偉大的能量；寧靜的聲音，柔軟的形態，在人的心裡存在，在山的蒼翠中存在，在花的豔麗中存在；無論喜悅或是痛苦，都存在於大自然。

偉大的自然能量，在人類生命中流動，從出生到死亡，一直存在你我雙手裡。但很少人察覺到小小的心靈之道就握在您的雙手裡。若時時將手與大自然的偉大能量保持融洽的呼應，自然得到喜悅的化身，消除一身無明的壓力及無知的憤怒。

當我們以喜悅、感恩的心念啟動著雙手每一個節拍，便能清楚地感受到那愉悅的生命體。不論過往的自己曾是一個怎樣的殘缺，錯誤既成事實，悔恨亦不能免，只要願意重新開始，永遠都不會太遲！

重新做自己身體的主人，就必須為自己的一切負責，仔細聆聽「雙手打在經絡」所發出的任何訊息，不論是正面或負面的，都要欣然接受，好的是自己，不好的也是自己。

雙手，教導我們如何愛自己、愛所有的人。

雙手是愛的啟蒙師，讓我們能夠施予，不再尋覓、徬徨。

雙手是愛的路標，引領我們開啟愛的大門，關閉批判的非難出口。

雙手是我們最好的老師，無時無刻陪伴我們生命的成長。

雙手是最溫柔的老師，幫我們找到了愛，而不是找出錯誤。

雙手是最值得信賴的老師，指引我們找到答案，即使是最複雜的問題。

雙手與我們的人生有所共鳴、有所契合，因為擁有所以分享，讓喜悅的感受延伸，讓能量的雙手律動自己，也律動身旁的每一個人。

準備好活用自己雙手的時候，老師就在眼前，這一位隨時隨地陪著我們、叮嚀我們、引導我們的老師，將帶著我們一起成長，此刻請珍愛自己、看重自己，一定會善用自己所擁有的能量，營造出喜悅的人生，享有每一個當下的完整生命。

我的第一次救人

我在從事英語教職的暑期進修中，前往落磯山脈旅遊，每當看見身體不適的朋友，總挺身而出扮演喜悅天使，用愛心的雙手振盪三焦經，受惠的人眾多，人氣瞬間扶搖直上。

尤其在往維多利亞的郵輪上，與一群外國人聊天時，忽然見一名德國婦女咳嗽不止，經我幫她振盪肺經後立即止咳，遊客們無不讚嘆。有一美國婦女見狀，趕緊將落枕而疼痛不已的情況提出，在我振動肩貞穴及腋下後舒緩許多。外國人問：What is this called？「這叫什麼」，回答：Use your hands and release your pain.「用你的手把疼痛放掉。」，Remember，your hands are full of energy.「記得，你的手是充滿能量的。」

在阿拉斯加時，參議員助理 Mark 膝蓋疼痛，我教導他用雙手振盪膝蓋上、下，胃經、脾經及膀胱經、膽經，症狀亦有舒緩。

在與舊金山友人逛街時，途中友人突然腳底疼痛到無法行走，我憑直覺隨意修打一番，並打國際電話向台灣的大姊求救，在振盪小腸經及膀胱經後，果然痊癒，再度揚名華人社區（Pleasant Hill）。

當下體認——回國後一定要好好學習經絡拳，才能自救救人。

總之，經絡拳救人的信念帶給我無比的快樂：消除了患者的痛苦、治

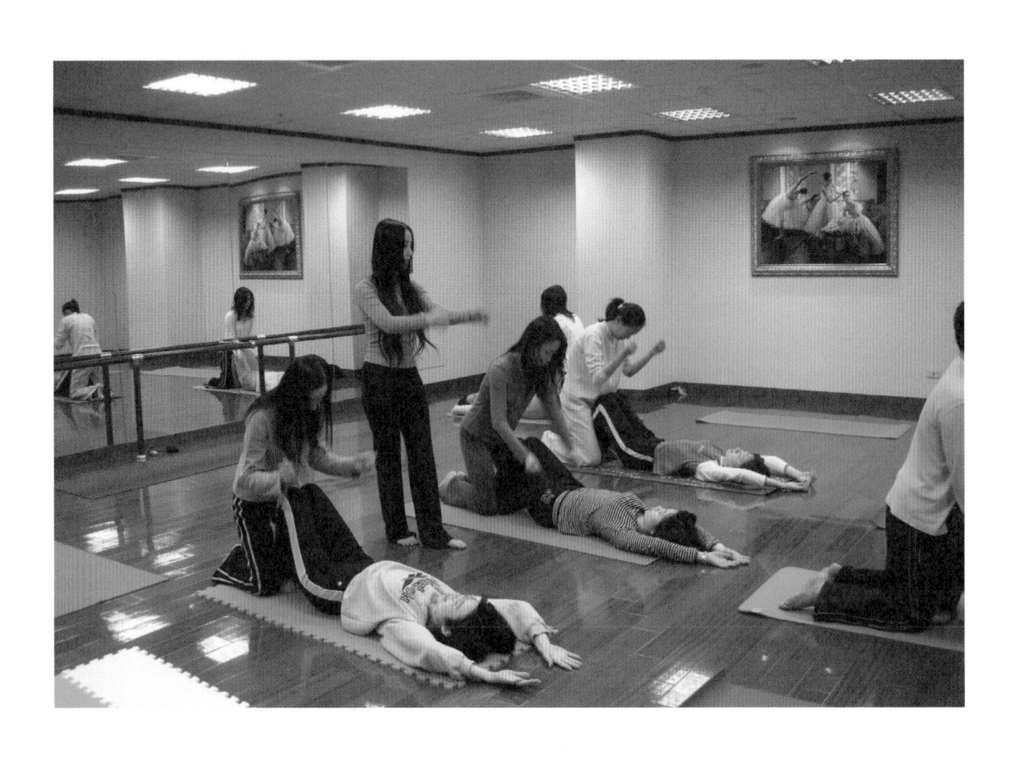

癒了病人的疾病、救活了人們的性命，除了這些快樂之外尚且得到社會的尊重，這對我又是另外一層的激勵與肯定。

放下準備，當下開始

準備，阻隔了你過去的努力，也限制了自己成就生命的機會。「準備」似乎是「自我形象」、「明哲保身」的良好藉口，使自己永遠無法完全奉獻，所以必須一而再、再而三的準備，導致流失當下開始享樂救人的時機與救人的開始。

如何當下開始呢？

首先，將雙手成為造命的內在上帝。

雙手教導你如何自救，也指導你如何救人。

雙手激勵你如何愛自己，愛所有的人。

雙手是愛的啟蒙老師，讓你能夠施予愛的能量，不再尋覓、徬徨。

雙手是愛的路標，引領你開啟愛的大門，關閉批判的非難出口。

雙手是你最溫柔的上帝，幫助你找到了愛，而不是指出錯誤。

雙手是最值得信賴的上帝，指引你找到答案，即使是最複雜的問題。

雙手是你最好的朋友，無時無刻陪伴你生命的成長以及重新感知自己。

當下準備好了，雙手便開始行動，上帝就在眼前，祂隨時隨地陪著我們、叮嚀我們、引導我們，當下帶著我們一起成長。

今天上帝賜給你的禮物「雙手」，請理所當然地應用，千萬不要感激；感激表示這個禮物不屬於我們，而雙手是與我們分離的個體，如此自然無法感受上帝是我們的一部分。

當我們放下準備超越感激時，不在乎是否得到他人的掌聲，就自然能與上帝合一，共有一顆心的跳動。此刻的你，勇敢的放下我執，用雙手連結上帝與自己。相信，最終極至善的開始，就在當下的開始行動。

因此，有服務精神的人生觀是無價的，如果人人都能自救救人，這個世界一定會比今天更美好。

我的第一次淚水

身上的刀疤，是我荒唐歲月的一個個印記。心灰意冷的我，經常身心俱疲的回家。母親總是默默流著淚，弟妹呈現出一臉莫可奈何。我看在眼裡，烙在心底。或許是身心傷痛，或許是逃避現實，我始終擺脫不了吸毒的誘惑。

這天，母親輕輕的喚著我的小名：「丫頭，如果哪一天我真的走了，無論如何，妳千萬要把毒癮戒掉，好好的照顧弟弟和妹妹。」原來母親自認為她對我的教育失敗，間接造成我現在的自暴自棄，日後將無顏面對早逝的父親，如今竟起了輕生的念頭。我張臂抱住母親痛哭，母親擁著我，輕輕拍著我的背，握著我的手。驀然間，我內心湧起新希望與真淚水。

這是我長大後第一次在母親面前落淚。小時候依偎在母親身邊撒嬌的情景依稀浮現。趁母親進香不在家的那一天，我走進警察局，來到了勒戒所。我期許自己，走出去的那一天，就是家裡真正的大姊，坦然回家與母親、弟妹團圓。

焦慮的人雙手是緊張的，沮喪的人雙手是無力的。我們總是因為害怕而不敢做，做錯事的那一刻，就是靈魂離開的一剎間。

靈魂的離開，讓我們喪失理智（精神體），往往危害了自己，讓自己陷入無以明喻的痛苦，甚至危害了他人，造成他人莫名的哀傷。

每一個人的一雙手，就是經絡拳，透過雙手與自己的生命對話，隨時掌握自己的靈魂。面對是重新學習的開始，人生因為學習而富足，學習動力成就生命的圓滿。活用雙手掌握「當下」，不沉緬過去，不幻想未來，改變過去所承受的痛苦，創造未來永恆的喜悅。

我的第一次減肥

同年表妹與我同上一所國中，我倆是不分彼此的手帕交。考高中那年，表妹出國唸書三年再回國準備考大學。她時常利用時間勤奮的以雙手修打身體的贅肉，身材保持十分良好，人緣又好，還有個高高帥帥的男朋友。

私立高職生的我，自認成績和相貌都與表妹相距十萬八千里。最近，經常覺得身體越來越沉重，眼睛酸澀，頭也痛得厲害，背駝得更嚴重了。

有一天，媽媽看我臉色不大對勁，跟在身後輕輕掩上房門，問我：「怎麼了？」我忍不住放聲大哭，雖然媽媽沒有繼續追問，但我心中十分明白，自己難過的是：為什麼和表妹的差別那麼大？難道就只能羨慕而已？

於是我參加了瘦身計畫，盡了一切努力，結果失敗了。現在，我不知該如何活出自己想要的東西？每天在「比較美」、「自然美」中過日子。經常自問：是眾人的美才是美，亦或是我自認的美才是美？雖然我常對自己說：「我的美才是真正的美。」但是，所有眾人的目光、焦點並沒有給我正面的回應。我不知該如何是好？

每一個人都害怕孤單寂寞，每一個人都渴望愛的關懷，但是，真的想要的是什麼，只有自己最清楚。必須先愛自己，才能夠愛別人。透過雙手表達的關愛是無條件的，沒有好與壞的分別，也沒有是與非的差異。善用雙手找到愛，學習接納、承受與付出。付出，是愛的沙漏，付出越多，累積越多，全然轉化，涓滴無漏無失，付出的也就是得到的。

經絡拳，讓我們與自然融合一體，找出新的力量。即使是一株雜草，經過灌溉與調整，亦能自成風景。只要願意就能夠改變。

殺死腦袋中的魔鬼

人是一種不完美的生靈。所有人必須尊敬不完美者的生存權利。同時，要覺悟出自我不需要完美，而追求整體才需要完美。自然就能溫柔的愛自己，接受不完美的事實，進而啟動成長，也才能將腦袋中的審判魔鬼給殺死，當你瞭解這一點，我執便消失。

腦中沒有「是與非」、「美與醜」的對立概念，也沒有排斥或渴望地追求完美，一切順應自然；不用腦力、不用心力，人的完美才能存在，美麗便不請自來。

於是自我接受了，也就不再需要自我原諒。誠懇的打開心門，對自己的不完美覺得安然喜悅，那才能融入宇宙的完美及喜愛人類的不完美。

然而，每一個人的頭腦都害怕孤單寂寞，每一個人都渴望被愛與關懷。但是，你真的想要的是什麼，也只有自己最清楚。首先，請先愛自己，才能夠愛別人，這是完美的行動。

我們教你透過雙手表達的關愛是無條件的，沒有好與壞的分別，也沒有是與非的差異。善用雙手找到愛，學習接納、承受與付出。付出，是愛的沙漏，付出越多，累積越多，全然轉化，涓滴無漏無失，付出的也就是得到的完美行動。

現在，請你與自然融合一體，找出新的力量。即使是一株雜草，經過灌溉與調整，亦能自成風景。只要你願意就能夠改變。

所以，何必在乎身體的斤兩呢？殺死腦中的魔吧！殺死心中的鬼吧！讓自己活在沒有肉體束縛的身體內；讓你的手釋放了愛，催化生命最純真的自然美。

希望你記住：我們的人生掌握在對痛苦和快樂的認定上。就是這樣，惹人喜歡。

我的第一次成功

父親走了，遺照上的笑容總是讓我想哭。經常戴斗笠坐在菜攤邊揮汗對過往人們叫賣的父親，總是令我不忍；不曾大笑的父親，真正開心時是摀著嘴笑，我無法忘懷父親一輩子的貧窮與纏身的病痛。

拼命賺錢，努力賺錢，我自認青年才俊，自信才智過人，努力的回報也的確讓人稱羨。三十歲的我名利雙收，只有打拼事業才是我關心的，任何人、事、物，先看是否對前途有利再說。

有一天，一段樓梯間同事們的對話，粉碎了我自認完美的形象。看他還風光多久？為什麼？當紅炸子雞呢！

你以為他能撐多久？晉升主管階層之後，要的是組織戰而不是一人英雄。阿諾、史特龍要是真的上了戰場，也都活不了太久。踩在別人頭上的不算高，不小心摔了下來，可是比任何人都還要矮。為什麼是這樣！我想不透。我錯在哪裡？爸！

我們總是用雙手按摩或輕輕敲打，紓解身體上痠痛，釋放內心的抑鬱與痛苦。經絡拳讓我們能夠省思、改變態度，讓內心得以紓緩而柔軟。善用自己的雙手改變習慣，提升生活品質。

改變一貫的態度，捨棄成見，學習停止攻擊與防禦，學習停止與自己交戰。與自己內心的交戰，造成情緒不安；對他人的攻擊，造成生命紊亂。

防禦關閉了能量出入口，讓生命無法施予而停滯，讓生命無以補充而枯竭。只要是人，都一定得相信一個事實：內心的平靜是來自於身體的健康，只要願意改變現在的習慣就能夠得到健康。每一個習慣都潛藏了每一個人的生命特質。改變生活習慣，重整生命態度，就能夠擁有健康的生活。

成功不是你，而是你的孩子

成功不是在歡樂的侷限中享受，更不要製造給陌生人一種成功感；成功的延展是一種責任感擴大的顯現，更是有能力承擔所有人的開始。

所有人讓你成功，你也必須讓所有人成功。成功的本質，有如孩子般需要細心照料，才能維持成功。當然成功是孩子的玩具，需要笑，才能享受一個至大愉悅的健康生活。

成功等於你。成功是自我行為的表現，你將背負著成功所帶來的無限壓力，讓自己的生命失去了健康動力。所以，真正的成功是生命健康的實行者，不讓家人煩惱，不給下一代添加麻煩。

因此，平日撥些時間給自己、家人、同事之間的健康互動，學習用雙手按摩或輕輕敲打，抒解身體上痠痛，釋放內心的抑鬱與痛苦。讓自己能夠省思、改變態度，讓內心得以舒緩而柔軟。善用自己的雙手改變習性，提升生活品質。

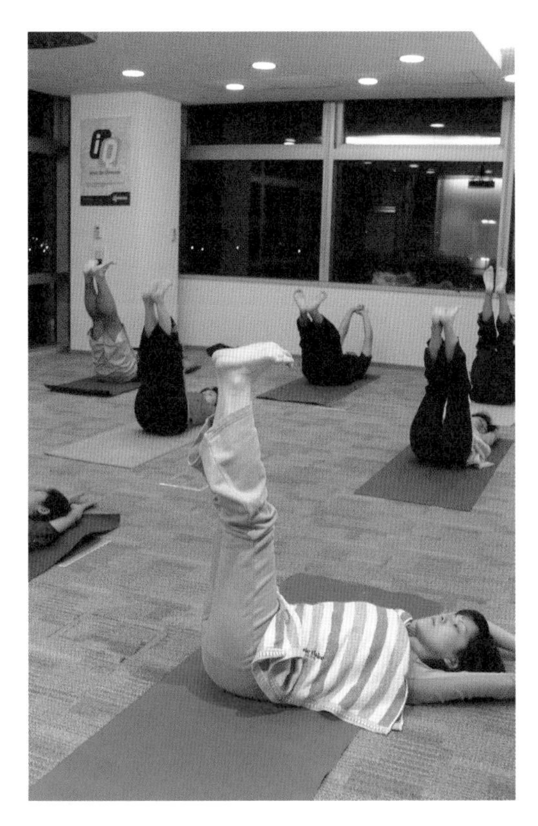

萬一，當你真的失敗了的時候，要振作精神，給自己一個親吻，並且加倍努力地去嘗試。學會在感到失望的時候怎樣再去嘗試。然後，你就會懂得什麼是成功。

但是，許多人成功後，防禦關閉了能量的出入口，讓生命無法施予而停滯，讓生命無以補充而枯竭。只要是人，都一定得相信一個事實：生命的成功是來自於身體的健康，只要願意改變現在的習慣就能夠得到健康，使自己能暢意地完成偉大夢想。

所以每一個習慣都潛藏了每一個人的成功特質。改變生活習慣，重整生命態度，就能夠擁有成功的健康生活，進而發掘你生命的任務。

我的第一次孝順

從鼻咽癌、糖尿病到中風，父親讓我心中充滿了不捨、不忍與自責，

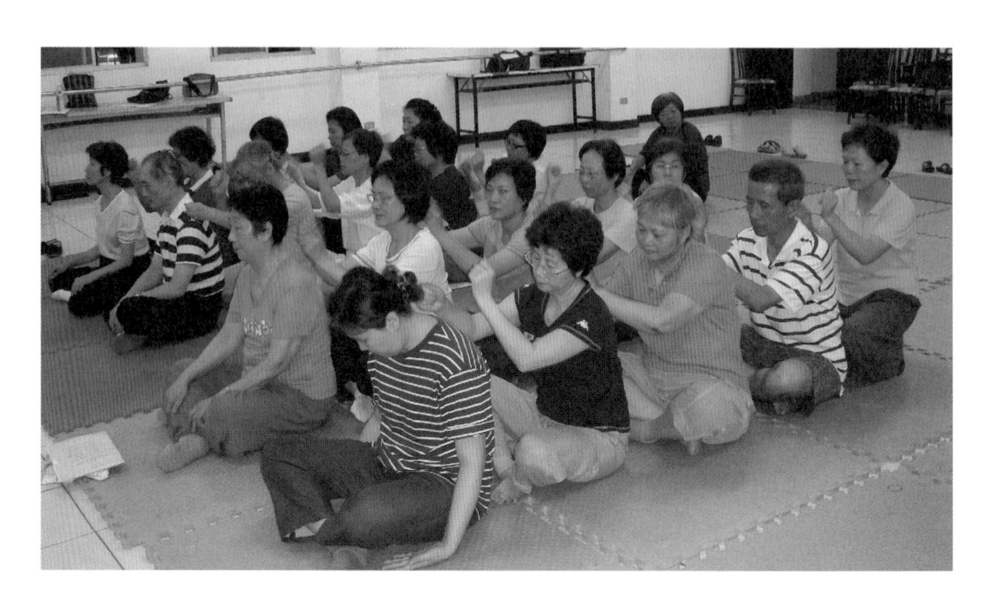

不捨父親的痛，不忍父親的苦，更自責自己的無能。

怎麼也沒有想到，觸動這一切的竟是父親內心不為人知的深深怨恨。怨恨造成的沉重悲傷，吞噬父親的身體，讓父親強烈地自我批判，終至放棄、抗拒並排斥自己的生命。父親依然頑強，說什麼也不願改變，表面上是自懲，事實上卻是內心怨恨的悲淒控訴。

萬般無奈之餘，我嘗試用自己的雙手，希望能稍減父親身上的痛楚。說也奇怪，我在他瘦弱的身軀上敲打經絡，竟讓父親的臉上出現笑容。雖然有點痛，但是父親說很痛快，無形間化解了父子間長久以來的隔閡。

在一段沉靜的敲打聲中，聽到父親用台語微弱的說：「生你這個後生，有夠了。」我紅著眼眶，發現什麼是孝順。

孝順父親讓我發現，這個世界上很少有什麼是絕對的，任何一件事物的感受，完全取決於你的注意力何在，並不是事物的本體，只是暫時的一種觀點，只是對事物的某一角度的認知結果而已。

我想每一個人都必須學習以自己的方式處理自己的情緒。打經絡拳是有效的方法，釋放憤怒、釋放仇視心理，讓我的人生過得更美好。

照顧父母的靈魂健康

父母學習照顧子女的肉體，教育、生存、知識、健康；子女學習照料父母的靈魂，福氣、安心、長壽、喜悅。

在家庭組織中，子女選擇父母而投胎，父母也抉擇子女而教養，那是因為在過去的時光裡，所有的靈魂皆在交互作用裡扮演不同的角色。

今天，你照顧我的肉體，明日我照料你的靈魂，如此密切的結合，不分離，才是親情、大孝、真愛。

生生世世靠著死亡循環，唯有體驗父母與子女是一體，才是有了「愛」的永恆合一，沒有生的優越感與死的分離感。

當心靈一旦危害身體的時候，我們自己就一步一步的為心靈吞噬，心靈包含靈魂，所以我們自己也慢慢的為靈魂所侵蝕。

身體是皮球，靈魂是充滿皮球的氣體。如果不能適時的打打氣，皮球會扁，會跳不起來，氣體也漸漸耗光了。

肉體只是我們的生命物體，形態會不斷地改變，有生、老、病、死。身體不健康，靈魂就不見了，唯有心靈是不會隨著肉體改變的，是永存而不滅的。

時時刻刻提醒自己：生命中的每一分、每一秒，都要愛自己、愛每一個人。

也時時刻刻提醒父母：先愛自己才能愛我們。完全自私的愛自己，沒有顧忌、沒有憂慮，才能無私的給予每位子女真心的愛。

我的第一次心跳

他和我是長跑多年的情侶，翻開兩人的戀愛史，還真的是「人不輕狂枉少年」。大學時代，兩人是哲學系同學，還參加了同一個社團，或許是辯才本色，兩人成了一對槓子頭。

交往過程雖然風雨不斷，一路走來也跌跌撞撞，但互相扶持的情誼，讓兩人肯定對方就是今生所繫。終於，結婚進行曲響起，開始了柴、米、油、鹽、醬、醋、茶的生活。似乎，那是我渴望找尋存在的處所。

忙碌，讓兩人相處的時間只有洗完澡還沒睡著之前的一小段。我怨他，寧願睡覺也不願陪我看日劇。他怨我，不體諒他的辛勞竟要剝奪他休息的時間。我在床上蹦跳著，玩笑似的拎起枕頭重重打他，他一把搶過枕頭，抱起被子走進書房。

他寧願加班，我寧可在外頭晃盪，誰都不願意比對方先回到家。直到那一天，他直接走向廚房，從身後抱住了我，才驀然發現：兩人的心跳是一致的！

愛需要用心經營，用心打點日常的食、衣、住、行和育、樂；愛不可吝於表達，用語言和行動表達愛的關懷與被愛的滿足；收進櫃子裡的愛會窒息，埋進心底的愛會凋零。

與愛交流，不但能夠解決內在的問題，還能解決外在的問題。我們惑於外在對感官的衝擊，阻絕與內在心靈的連結，就像行動電話受雜訊干擾而斷了訊。不要讓外在模糊了目光與心思的焦點。外在固然瘋狂，內心永遠是安全而平靜的，只是自己不曾察覺罷了。

心領神會的親密關係

婚姻是關係的另一種形式的生活課程。人與人一旦結婚，所有的事情終將發生，有情緒、有感覺、五味雜陳地交織在生活中，沒什麼可大驚小怪的，也別被改變所驚嚇。

結婚讓所有事情的發生加速。因此，只有保持適當的距離，才能發生真正的親密關係。若是過分的表達愛意，急切地想讓對方感受，又期望對方善意的回應，反而會把甜蜜的愛情給破壞。

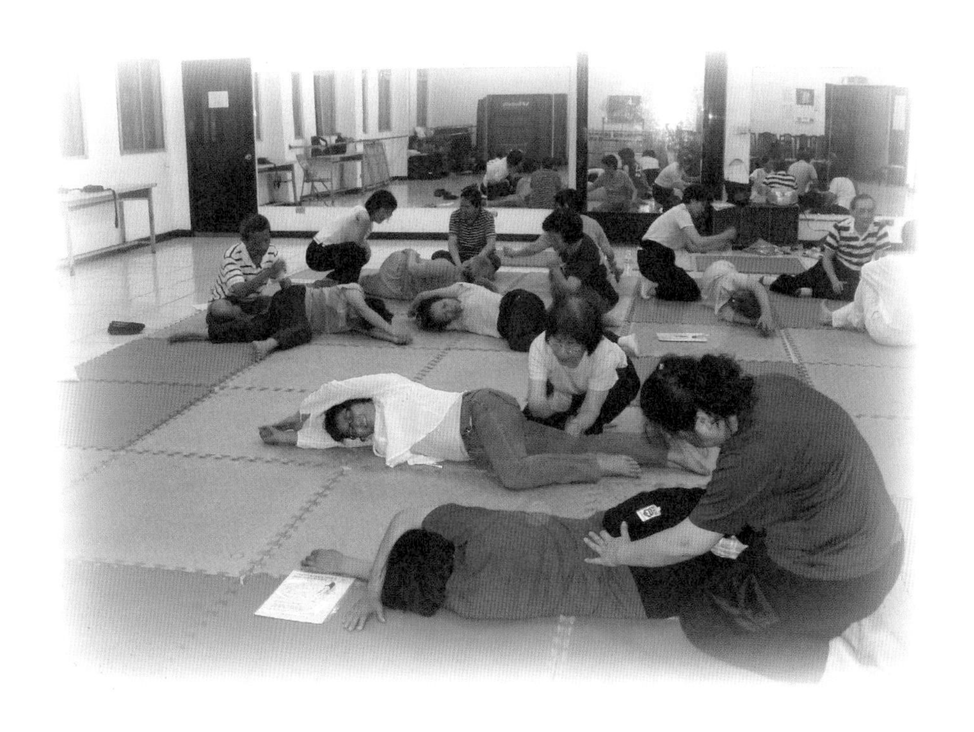

在許多夫妻間，所謂「心領神會」的終極關係，無處也無從發生；或許只有靠著坦然的愛及允諾的情來相處，才能歡呼的接受祝福。

而真愛的婚姻，需要更用心經營夫妻的親密關係，也要用心打點日常的食、衣、住、行和育、樂。不可吝於表達內心的光榮與黑暗，用語言和行動表達愛的關懷；「收進櫃子裡的愛會窒息，埋進心底的愛會凋零」。

夫妻之間有愛交流，不但能夠解決內在的問題，還能解決外在的問題。我們惑於外在對感官的衝擊，阻絕與內在心靈的連結，就像行動電話受雜訊干擾而斷了訊。

不要讓外在模糊了目光與心思的焦點。外在固然瘋狂，內心永遠是安然而平靜的，只是自己不曾察覺罷了。

事實上，夫妻的親密關係，只要從微笑開始，便能心領神會創造美好的互動。

用微笑的雙眼看所有一切的婚姻關係，將一切武裝解除，回到一體裡，回到宇宙的一部分，才能感受心跳是一種內心深層的感動。

親愛的，天堂到了。

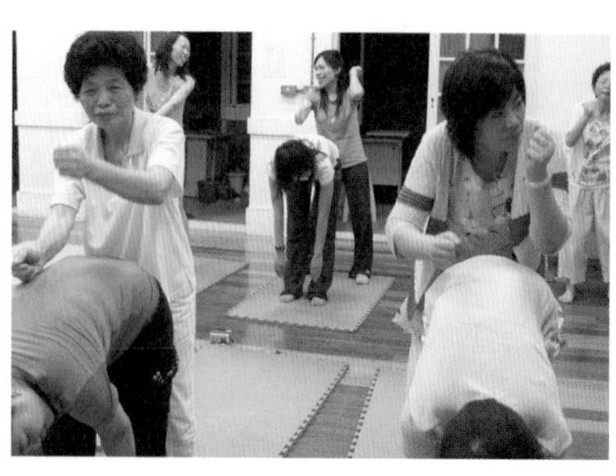

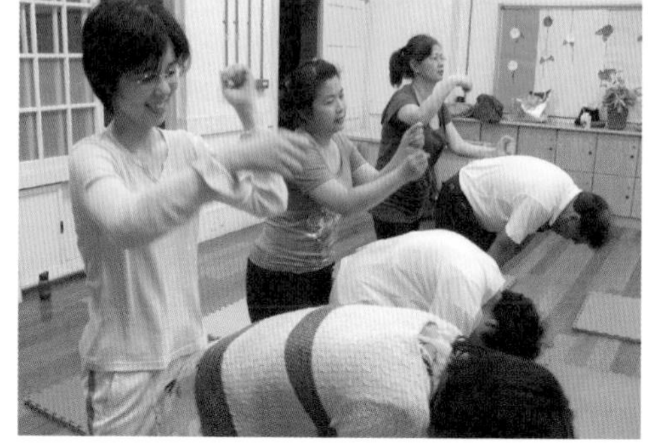

我的第一次關懷

我的對門鄰居有個十歲的女孩，跟我年齡相差一輪，她是兒童糖尿病患者，每天都得打針。年輕的父母為了女兒，不敢再生第二胎，漸長的女兒卻越來越排斥針筒。

女孩哭喊著：「為什麼要天天打針？你們知不知道我很痛苦？為什麼？為什麼？你們要負責！」愛女心切的爸爸只得扮起黑臉大吼：「醫生說要打就要打！不打不准看電視！」

不忍心的媽媽躲在門外哭泣，看見推開大門出來的我，一面打躬做揖道歉，一面嗚咽著：「她痛，我的心更痛！她爸爸也想要她快一點好起來……」

自己也是疾病纏身的我，也曾為了這種情緒深深哀傷。在與她目光交會的一瞬間，她邀請我進屋坐坐。進屋後，我拉起小女孩的手邊輕捶、邊揉。可能因為陌生，小女孩雖然不再哭鬧，手臂卻緊繃著，沒有講話默默地感受我對她的關懷。

我告訴小女孩，自己曾經是個天天吃藥、打針的人，每次打完針，媽

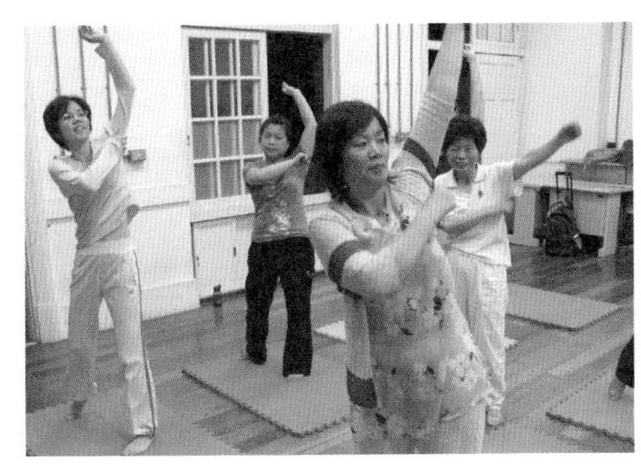

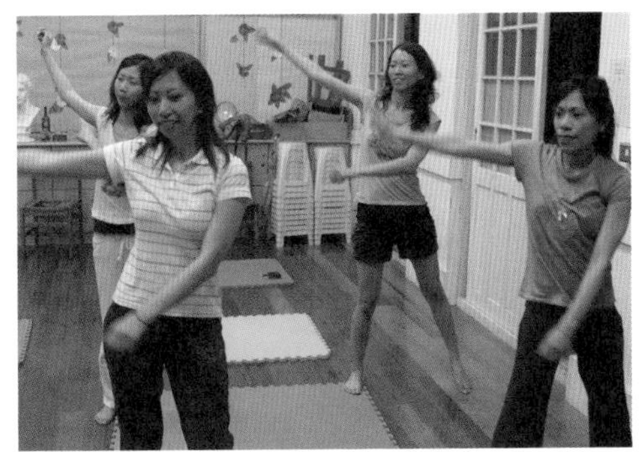

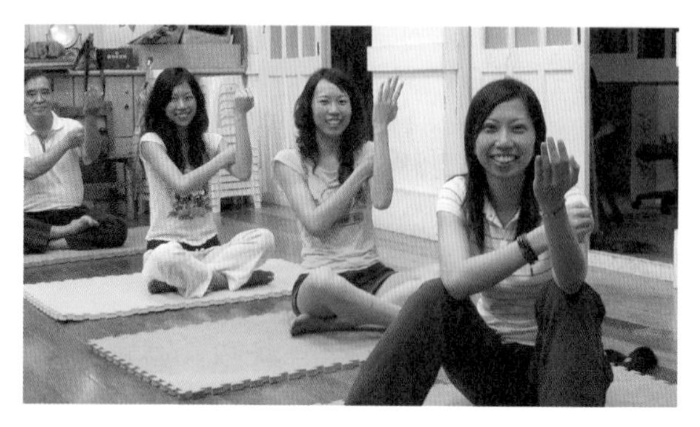

媽總會幫我把手臂輕輕的捶一捶、揉一揉，感覺很舒服的。

我和小女孩勾指相約：要當好朋友，要做好姐妹，要一起輕輕的捶捶、揉揉手背。於是我用心幫她放鬆肩部約十分鐘，小女孩輕聲的說：「我要乖乖的長大。」母親注視著小女孩的臉，眼光充滿愛與感恩。

而接下來發生的就像個奇蹟，小女孩的臉逐漸緩和下來，然後一顆顆斗大的淚水滑落臉龐。剎那間，小女孩張開雙臂跑過去抱住父親，父親輕輕擦著小女孩的臉說：「好了，沒事了！」

這是我生平第一次對別人的關懷，意外的收穫讓我生命活出價值。感恩那位比我重病的女孩，讓我重新面對生命的課題。

愛因斯坦說：「人之在世，是為了那些我們的快樂與幸福所依賴的親人，以及無數因我們的同情心所聯繫的人們。」人與人的關係是如此的密切，見到親人與朋友的病痛或死亡，總是令人心痛而嘘唏不已。

愛，拉近人與心的距離。透過語言、文字或形式表達愛，不知對方所能接收到的有多少。透過經絡拳，所給予的就是最直接的愛。

宣印老師說：「生病起於過用，過用就會亮起健康紅燈。」一點都也沒錯，打拳讓內心的重擔得以釋放，讓身體停止過用，讓身體自由，讓心靈奔放，讓生命更流暢。

感知自己覺愛生命

如果你不能感受自己的需要，你就會錯過愛自己的機會。學習愛自己再愛人，是一種「感知覺愛」。如此的從事關懷服務，就不會認為你在施恩惠，自然你所獲得的回報，必然超過你的付出。

在關懷服務上，要察覺自己是否有「真愛奉獻」，即使沒有看見「回報」，依然保有任勞任怨的心，那才是無上的喜悅啊！

愛的關懷拉近人與心的距離。透過語言、文字或形式表達愛，不知對方所能接收到的有多少。其實在看別人時事實上乃是透過了自己的心，因此透過你的手，所給予的就是最直接的愛。

有愛的雙手，讓你內心的重擔得以釋放，讓你能夠接納自己並寬容他人。有愛的雙手讓身體自由，讓心靈奔放，讓生命更流暢。

現在，請你每天花三分鐘，重新感知自己，懷著散播喜悅的美好任務，沒有害羞的給予愛的關懷。只要常常服務你周遭的人，不論你在什麼地方，都能由尋找自己而找到愛，也把關懷的工作向外推展而不會迷失自我。我真的相信，人生也需要這種半生不熟的朋友，大家一起從手開始，至心服務。

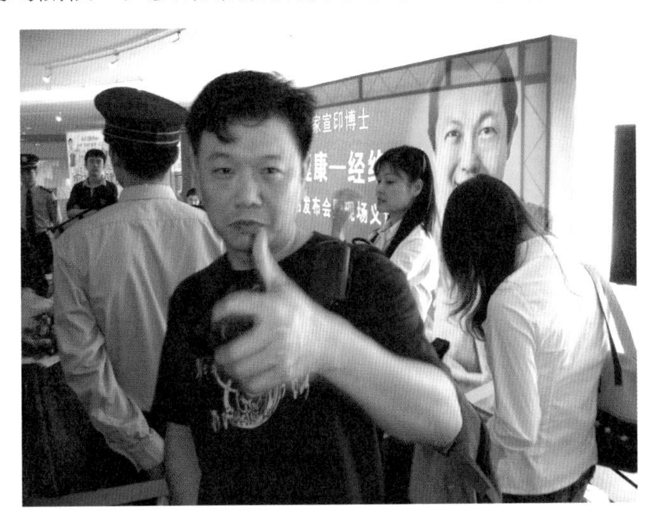

經絡拳在中國也很受歡迎

第二部

雙手的生命學成太醫

雙手潛藏著腦的意識，
我們透過雙手與意識互動的振動—— TAPPING，
體會《黃帝內經》從過去的觀賞轉化到實踐。

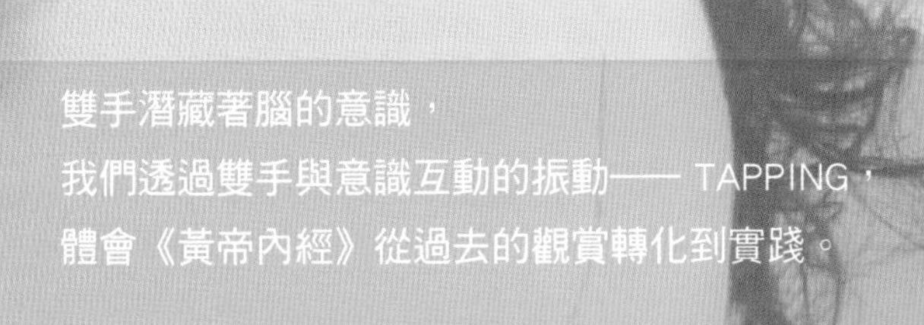

《內經》傳承了古代人養生的智慧，
經絡拳集合了現代人的實踐方法，
在這個浮躁的社會，
能時時刻刻靜心打經絡，
印證身心靈合一的境域。

我們秉持好東西要與好朋友分享，
教導自己如何不得病，而不是怎麼治病，
當自己學成經絡拳，當上了「太醫」，
將會擁有「至高無上」的快樂。

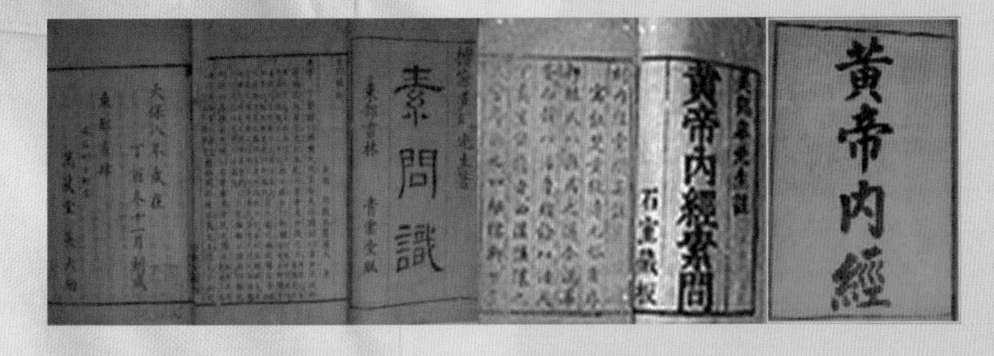

太醫防癌

古代「醫」字的組成：醫字的外框是方，懂醫第一要懂醫理，醫理要方正。

矢是箭，指針灸或打通。酉字如酒水，人體生病，就像水變成了冰，是把病化掉，讓它重新變成水，如同打經絡拳引導經絡成為水流動，就是最好的醫藥。殳，也是一種武器，用藥如用兵，有人認為是手在水下摸東西，代表按摩。經絡拳在中醫裡是最基本的，同時又是最高層的醫術，「手到病除」就是太醫的學習工作。

你去醫院檢查有病名嗎？高血壓、脂肪肝、內分泌失調、失眠、鬱悶、疼痛，還是在醫院檢查沒毛病的「病」，萬一有病名或有病痛無病名，請你別擔心，全世界真正的健康者只有5%，找醫生看病的有20%，其餘的75%都屬於亞健康。亞健康就是不健康，尤其是「疼痛」，是75%人群的共同功課。

我想告訴你，血液循環不良，肌肉與經絡會承受很大壓力，嚴重時會造成疼痛，所以，當身體出現痠痠痛痛的時候，請重視它，並檢視全身的肌肉的緊繃狀態，並且問問自己有多久沒有釋放身上的壓力了？

知道嗎？現代人平均每一個家庭就有一位癌症病患。根據醫界研究發現，有一些癌症是有潛在的疼痛基因，當疼痛比率愈高，癌症發生率就越高；若越不怕痛的人，得癌症比率就愈低。癌症藉由經絡以及神經傳導、反射出疼痛訊息，如果我們能夠降低這樣的訊息，病情便得以控制了，TAPPING經絡，讓身體熱起來就是越不怕痛，自然能防癌症發生。

我們常說「病痛」，有病就有痛，大病則大痛，無病則無痛。例如：當心臟血液量供應不足的時候，就會產生心絞痛的現象，心絞痛一旦出現，會迫使患者停止任何動作，以防止心臟發生更嚴重的後果。

所以，「疼痛」是一種很原始的自救反應，幫助我們身體得到防禦。例如：我們手碰到了火，自然會產生反射訊號（灼熱、疼痛）警告我們，讓我們把手馬上收回來，而不至於造成太大的傷害。

經絡拳在研究疼痛的身體反應上，是「防治醫學」與「養生保健」的一門學問，用心悟性去體驗疼痛的感受，所以很難像西醫研究物質的規模技術，可以標準化與量化，雖然西醫很強大，但無法解決75%的亞健康人。

經絡疼痛

我們義診十多年經常碰到求助者說，最近不時出現胸口疼痛現象，過一會兒又消失了，再過段時間又出現；或是說，我的關節處有疼痛現象幾年了，前幾年只是偶爾疼，去年起疼的很厲害，好像何天氣有關係，冷了就會疼一些，晚上睡一覺早上就不會疼了，不能久坐和久站，在醫院做磁共振也找不出任何疾病……每上下樓梯時都會感覺到隱隱的痛……先是左邊痛，然後是右邊痛……漸漸地整個身體針扎一樣疼痛有時會發麻，期間到醫院檢查並治療後還是痛……

疼痛現象用中醫解釋稱為「經絡疼痛」。簡單說：疼痛來自於經絡的不通；不通的病理反應為瘀，瘀可分為氣瘀、血瘀。經絡不通造成壓迫，產生神經傳導的反射警示作用來提醒我們。只要能越早檢驗疼痛區，便越容易紓通經絡自然地釋放疼痛，無形中也實踐了預防保健的觀念。疼痛釋放後，全身會感受到明顯的輕盈。輕鬆的身體富有彈性，柔軟度也會更好。

其實經絡疼痛就是找不出原因的「痛」。經絡疼痛是身體生病的警訊，同時也是治療病症痊癒的重要依據。「疼痛」是「一種令人不快的感覺或情緒上的感受，伴隨著我們體內潛在的器官有過勞現象」。潛伏性的疼痛就是疾病的根源。疼痛多表示經絡阻滯越多，一個人若疲倦到達一定指數，身體自然出現痠痛不舒適的感覺，並容易感冒。

所以疼痛可說是疾病的先兆。「疼痛」也是一種主觀感覺，往往成為最多病人求醫的直接原因。我們發現，「疼痛」本身除了一個最單純的反應，同時也有複合性的感覺。「疼痛」的種類可分為急性痛和慢性痛。

急性痛是屬於刺激性比較大的，感覺比較明顯、位置比較明確，來得快，去得也快，伴隨著很多的情緒變化。慢性痛又稱為慢性病，疼痛的刺激稍微鈍一點，發生的速度比較慢，特點是感覺比較模糊，位置不但比較不明確，而且可能忽左忽右，因為傳導的速度比較慢，治療過程需要一段時間，久而久之就會影響了情緒的惡化。

疼痛釋放後，若平日習慣性的負面情緒未做修正，疼痛仍會一而再、再而三的發生，因而管理情緒是消除疼痛的主要觀念。現在不妨試一試，測試身上經絡的疼痛反應，請你雙手握空拳距離皮膚30公分處，以自由落體的速度下拳，不要用力，振動部位若酸麻到受不了，表示此經絡不通，神經受壓迫，請對照經絡圖，將痛點的上下與周邊經絡TAPPING、TAPPING。

說一句大家常說的，「疼痛」是上天賜給人類最棒的禮物，經絡拳正是揭開這份神秘禮物的工具。疼痛是生命新能量的啟動樞紐，同時也讓TAPPING經絡慢慢釋放掉疼痛，重新創造我們的身心健康。

振動去痛

TAPPING（中譯：貼品或振動）？每天用雙手與經絡振盪保健，稱之「振動── TAPPING」。振動的白話叫「打」，但不是朝外打，而是朝自己的身體打，打碎體內的僵硬，打開身體的空間，釋放出體內的穢氣與壓力，讓身心靈鬆柔起來。

那我們又該如何降低經絡的疼痛指數呢？在我們最表層的皮膚結構裡面，有許多的感受器以及游離神經末稍。神經末稍受到一定強度刺激的時候，就會釋出強烈的化學物質，當這些化學物質附著在神經末稍上時便發生疼痛。當疼痛產生的刺激傳導至大腦皮質層，由大腦皮質層分析出疼痛位置，繼而發展出藉由雙手振動TAPPING患部的相關經絡，便能夠減輕不明原因的疼痛。

如此改善疼痛現象，我們發現了一個重要的道理，當疾病的病痛藉由經絡拳的手療釋放了「經絡痠痛」。因為經絡與神經同時傳導到脊椎的時候，脊椎會產生所謂的「同步傳導」現象，會讓疼痛頓時減輕。

振動方式是較屬於粗神經纖維作用，可以抑止細神經纖維的傳導作用。抑止過程中，我們的大腦會分泌止痛的化學物質腦啡呔enkephalin，這種物質可以阻斷疼痛警報系統通路，自然能夠緩和而改善病症。透過這樣的疼痛改善過程，對慢性病的調理效果是非常明顯的，同時對心理的調整也有效。

TAPPING振動的去痛方式與以藥物止痛的方式截然不同。使用藥物止痛，是直接作用在中樞神經上，會有成癮的副作用發生。但若以雙手振動的調理方式，是直接刺激神經末稍以達到刺激神經的活動，讓身體自然釋出有活性的化學物質調節痛覺傳導，達到鎮痛效果。

《內經》說：「有諸內，必形諸外。」通俗一點說，疼痛現象是可以透過經絡外部的變化診斷出人體內部的疾病。這讓我聯想到扁鵲四望蔡桓侯的故事。一天，扁鵲朝見蔡桓侯，見蔡桓侯臉色異常，就說：「主公啊，趁著病還在淺表趕緊就醫吧！」蔡桓侯不信，對身邊的人說：「這些醫生，成天想著給沒病的人治病，好叫人說他醫術高明。」

過了十天，扁鵲再見蔡桓侯，見他的疾病已經深入肌肉，就勸他早些治療，蔡桓侯還是不聽。到了第三次拜見蔡桓侯，扁鵲一看就知道他的病已經發展到臟腑了，再不治療，將無藥可救，可是蔡桓侯仍然無動於衷。第四次見蔡桓侯，扁鵲遠遠一望，二話不說，拔腿就跑，因為這時候任何人都回天乏術了。五天後，蔡桓侯果然死了。

我想，高明人是可以透過事物的外表痛徵，看透經絡本質的阻塞病點，這也是一個太醫的最高學習意境。

胖瘦好醫

脾主肌肉，肌肉要靠脾運化水穀精微營養，所以脾胃虛弱的人肌肉明顯消瘦，脾胃實熱的人很會吃、易胖，所以健身首先要健脾，否則身材會過胖或過瘦。健脾最好的辦法是保持飲食有節、不過飽、不過餓，進食有規律，不吃腐敗或者刺激性的食物，這樣脾的功能就能保持良好，比吃藥還見效。

過瘦者多火氣

你是過瘦體質嗎？怎麼吃都吃不胖，與體內分泌不平衡有關，原因包括情緒、行為因素或器質性病變，其中腸阻塞、慢性腸道吸收不良、胃食

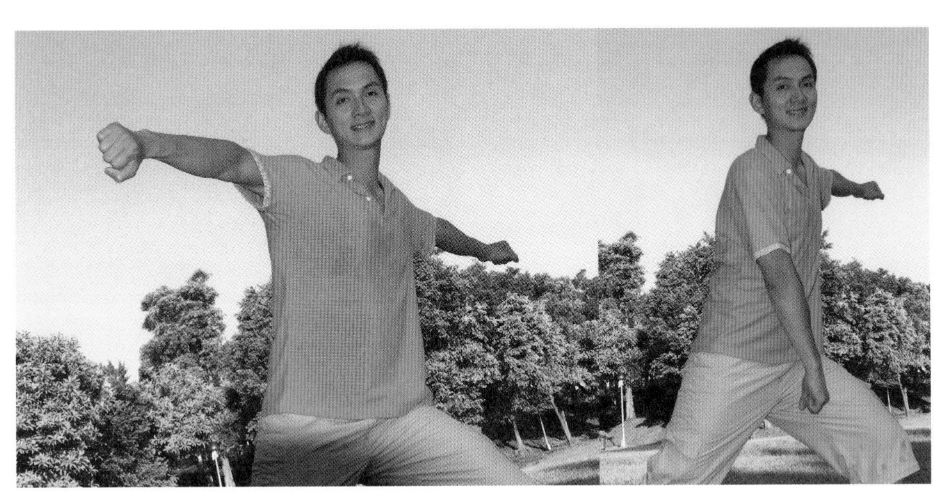

打脾養肉操
動作技巧：將雙腳打開大於肩，雙手張開平舉並輕握拳頭，振動時一手落下並微蹲，虎口面（虎拳）輕鬆振動大腿內側上緣，兩手交替，一邊轉腰一邊振動脾經。

道逆流、慢性胃炎、消化性潰瘍或慢性宿便等腸胃問題，也有可能是「隱藏性糖尿病」。

徵兆

消瘦往往是體內有隱匿疾病的信號。

消瘦是惡性腫瘤的信號。

消瘦更是糖尿病、肺結核的徵兆。

消瘦還是許多慢性病的晚期徵兆。

消瘦是鬱病的信號。

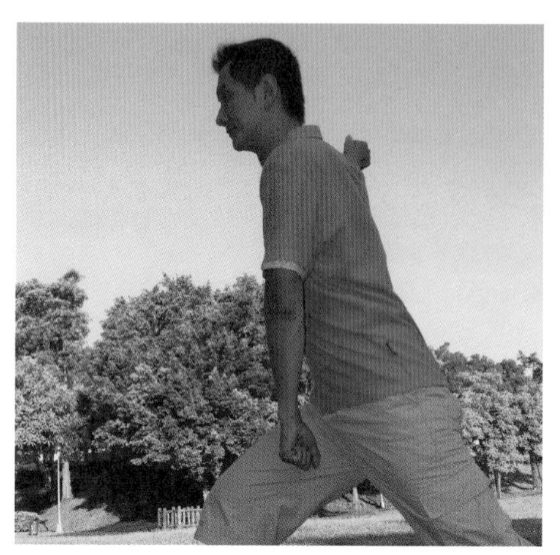

打肝去油操

動作技巧：將雙腳張開約兩倍肩寬，雙手張開平舉輕輕握拳，左手落下時身體轉向右邊，同時膝蓋往前下蹲（不超過腳指尖為原則），虎口面（虎拳）輕鬆振動大腿內側中線，手帶動腰部旋轉，左右交替振動肝經。

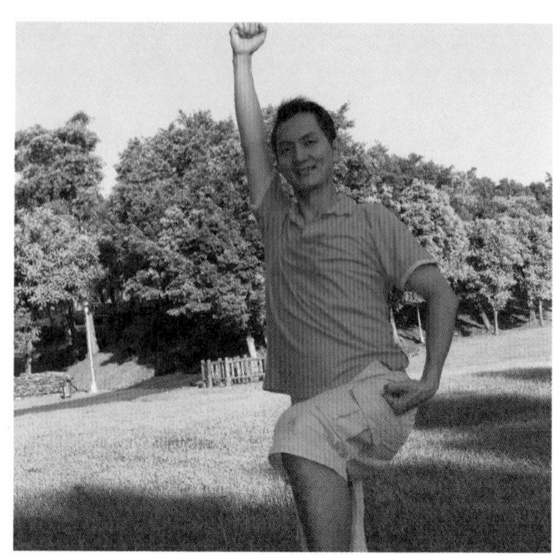

打膽雕塑操

動作技巧：放鬆站立，雙腳與肩同寬，高舉左手，落下時同時抬左腳，以拳頭四指面（象拳）振動大腿外側中線，左右手交替振動膽經。（叮嚀：本區越肥厚或僵硬，腹部脂肪越容易囤積）

過胖者多濕熱

你是易胖體質嗎？我們發現肥胖者的舌頭上面有一層唾沫，胖人多痰濕。經絡拳要幫你提高身體代謝率，加快卡路里的消耗，同時雕塑背部線條，優化心肺功能、改善身體柔軟度，進而燃燒身體脂肪。

徵兆

肥胖是人體的痰濕內生，凝聚於軀體而肥胖

肥胖是工作勞累、節奏過緊，導致氣血不運形成肥胖。

肥胖是體力不足的慢性病信號。

肥胖是高血壓、冠心病的死敵。

肥胖是內分泌紊亂的徵兆，如多毛、多汗、多食。

心痛難醫

人為什麼會得病有幾種說法，一種是由於大自然造成身體得病，一種是情緒造成的生病，另一種是經絡不通造成的身心病。

中醫有句話：「沒有治不了的病，只有治不了的『人』。」但在西方醫學強盛的今日，對那些已經習慣了現代檢測設備的人來說，做量血壓、化驗血液、心電圖、照超音波、核磁共振……根據這些醫療設備檢測出的結果來判斷你身體的狀況。但為什麼總是不能診斷出大家的病痛呢？

我想病痛的發生與我們的心理因素、情緒變化有十分密切的關係。目前，人們對於疼痛比較強調的是鎮痛，而且是用藥物的治療，忽略了這應該是心理治療與心理反應的現象。

中醫在強調七情（喜、怒、憂、傷、悲、恐、驚）等情緒變化造成氣血紊亂、臟腑失調、平衡失常，而導致各種疾病的發生。氣血阻塞是造成「不通則痛」的主要原因，阻塞導致氣血無法滋養經絡，造成「百病皆生於氣塞」，氣的鬱結形成疼痛現象。而疼痛是亞健康的重要信號，如甲狀腺功能減退，尤其內分泌不足與中氣不足，最易出現疲勞。

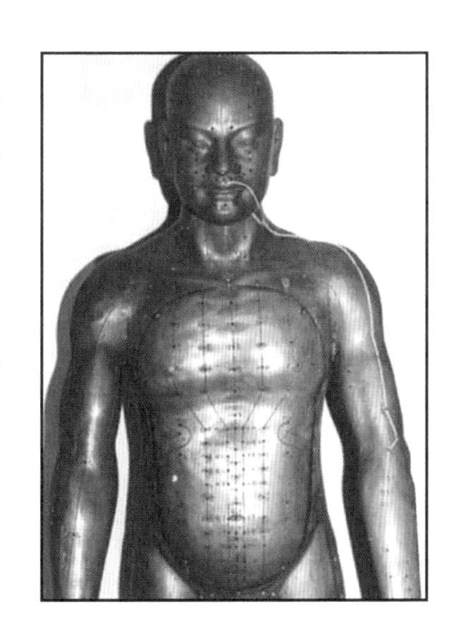

我們也發現到「思慮太過」、「驚慌恐懼」、「憤怒鬱結」都會引起胸口疼痛，

乃至於胃痛，這是不爭的事實。尤其是巨大的心理創傷，可導致嚴重的心理疲勞，心理疲勞又可引起生理疲勞，生理疲勞反過來又加重了心理疲勞，進而形成惡性循環。於是我們瞭解到，打經絡拳是釋放疼痛，也就是釋出體內「思慮太過」等情緒問題，所謂的「心理療法」是透過釋放疼痛以改善精神狀態的治療方法，同時也可以讓我們的精神比以往還要更好。

因此，新療法振動——TAPPING有如選瓜一樣，看形狀和顏色，然後用手拍幾下，再把瓜放到耳邊，邊拍邊聽，「一看、二拍、三聽」，與中醫看病「一望、二聞、三問、四切」，雖然不同但道理卻同是一門人生的哲學，學好了經絡拳不僅可以治病救人，還可以修身養性，成就自己的理想人生。

第五大發明

中國古代有四大發明——火藥、造紙術、活字印刷和指南針，其實還應該加上中醫。中醫是第五大發明，因為發現人體有經絡的存在。

為什麼中醫沒列入五大發明呢？因為中醫是典型的中國文化，西方人很難理解。古代四大發明是技術，西方人拿過去就能運用，中醫卻拿不過去，拿過去了也不能運用。但是，現在一切改觀了，「打經絡」就能運用中國文化裡的中醫了。

西醫是一門技術，因為西醫頭痛醫頭、腳痛醫腳，直接對抗疾病。中醫是一門藝術，因為四兩撥千斤，採用的是大禹治水的方法。中醫是全面整體論，西醫是分析實證論；中醫是宏觀調控，西醫是微觀治理。可以這麼說，西醫是顯微鏡，看得仔細；中醫是廣角鏡，視野寬廣。其實打經絡拳，有中醫的長處，也有西醫的優點，我們不能用中西醫的思維方式來認識經絡拳，也不能用醫病的思維方式來認識身體。

我們教經絡拳的老師常說：「生命在於活動，而不是盲動。」打經絡不需要任何器材設備，憑一個人的悟性與用心來打經絡。不要以為醫生把脈很輕鬆，把脈誰都能把，但水準高低卻有天壤之別。

脈學，左手寸關尺是「心、肝、腎」，右手寸關尺是「肺、脾、命門」，人體的一切情況都彙集在兩隻手的肺經上。以把脈來說，人有浮、沉、遲、數等二十多種脈象，什麼是浮脈，什麼是沉脈，全靠醫生自己去領悟。關鍵只有兩個字——悟性。

悟性高低是振動——TAPPING的要訣，邊打邊聽經絡聲音，悟性高的人領悟得就好，悟性低的人領悟得就差，而打經絡離開了悟性便寸步難行。經絡拳利用振盪釋放身體的病痛，同時釋放出體內的負面能量與負面情緒，神奇有效，真是太神奇了，尤其是對不懂中醫的西方人來說，這無異是天方夜譚吧！

找不到經絡

經絡是由經脈和絡脈組成的，人體有十二條大經脈，它們分別與臟腑相連，十二經脈與無數絡脈相連，形成了一張立體的大網路，大網路上還分佈著三百六十多個穴位。雖然用肉眼看不到，卻無處不在；穴位則像信號發射基地台。如果沒有信號或信號太差，我們透過調整基地台來解決問題。同理，身體上的病變也可以振動經絡來治療。

十二經脈的運行路線是這樣的：手三陰經從胸到手，由內而外，手三陽經從手到頭，由下而上；足三陽經從頭到足，由上而下，足三陰經由足到腹，由下而上。人活著是有一口氣在，氣是人的生命，而經絡則是氣在人體內的運行通道。生命存在，經絡就存在，生命終結，人斷氣了，經絡也就消失了。西醫解剖屍體根本找不到經絡，因為解剖針對的是人的屍體，當然無法找到生命的經絡了。所以，不能因為人體解剖找不到經絡就否認它的存在。

經絡是身體的靈魂，它內連臟腑，外連四肢百骸。有了經絡的運行，人體內的精、氣、神是一個有機的整體；沒有經絡，人就是一堆零件的組合。經絡之間也是相互關聯、互為表裡的。

比如肺經與大腸經相表裡、肝經與膽經相表裡、脾經與胃經相表裡、心經與小腸經相表裡、腎經與膀胱經相表裡。如果不瞭解這些經絡的表裡關係，就不能從整體上把握人體的生理和病變。

現在請你閉上雙眼體會經絡的存在。靜下心來打打TAPPING，一定會感覺到體內有一股氣在遊走，或有指麻等行氣現象，這就是《內經》中說的「恬淡虛無，真氣從之」，這就是氣在經絡內運行的感傳現象。

越打越年輕

衰老是大自然的規律，任何人都逃脫不了衰老。但幾乎每個人都是「吃得多，運動少」的不健康生活方式，追根究底不分日夜地上網、玩遊戲、大量食用垃圾食品等。

但按照人類發育25年的生理原理，生理的五倍75歲才會開始衰老期，病理的兩倍150歲才是人的天壽。然而，現在的人25歲就已經看見老態了，這是養生不好的緣故，因此只要延緩衰老期的到來，就有可能延遲衰老的來臨。

過勞

久視傷血：眼睛看東西過度就會傷心神，因心主血，所以會傷及血。

久行傷筋：行走過度傷了肝，因肝主筋，所以傷及筋。

久立傷骨：久立傷了腎氣，因腎主骨，所以站久了會傷及腰腿骨。

久臥傷氣：久臥使肺呼吸受約束，因肺主氣，所以導致肺受到損傷。

久坐傷肉：久坐則脾運化受到影響，因脾主肉，所以久坐傷肉。

徵兆

肝經衰老：眼花、筋轉動不靈活，請打打肝經。

脾經衰老：肌肉漸縮，請打打脾經。

心經衰老：舌頭不靈，請打打心經。

肺經衰老：皮毛枯掉，請打打肺經。

腎經衰老：耳聾、牙掉、缺鈣，請打打腎經。

中醫最擅長養生長壽之道，強調延壽奧秘是「保腎藏精」，因為腎精是腎氣之根，中醫認為腎是生命之本，人的生、老、死都和腎氣相關。「注意養神」，主張恬淡虛無，強調精神內守，認為喜怒無常、七情過度都是損害健康的主要因素。

因此過勞是人體臟腑生病的主因，別忘了，生病起於過用，過用健康就會亮起紅燈，打打全身經絡，四兩而撥千斤，正是經絡拳振動的年輕節奏。

手部不衰則經絡不衰，經絡不衰則腦不衰，腦不衰則全身不衰。正所謂：「手腦一體、生命整體。」

打經絡拳的目標就是要跟嬰兒一樣，皮膚柔軟，內心穩定。

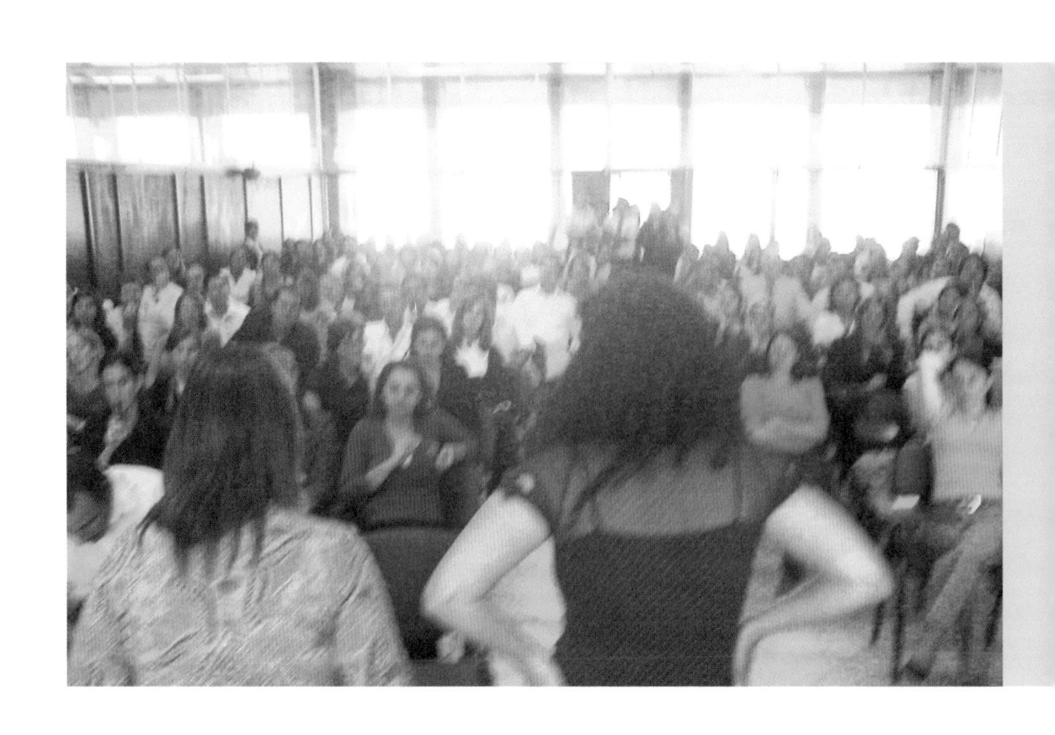

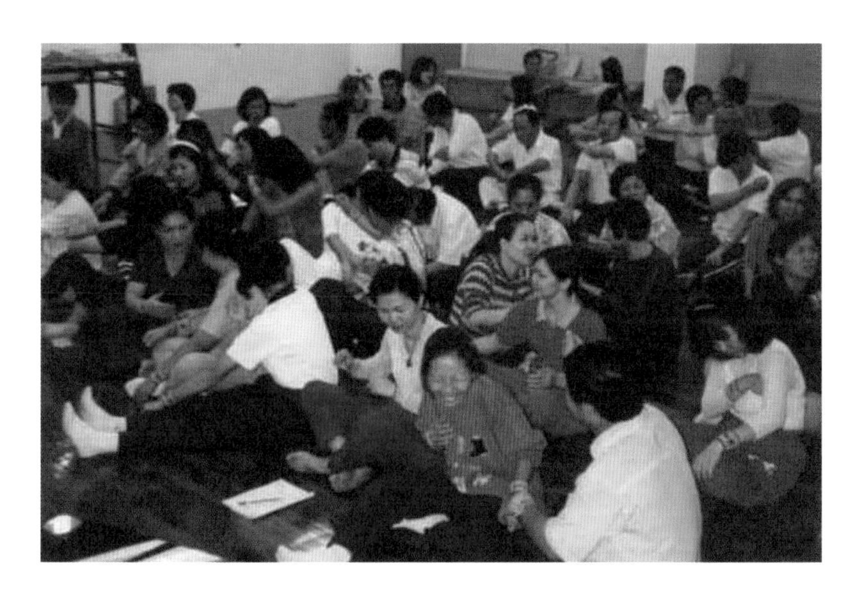

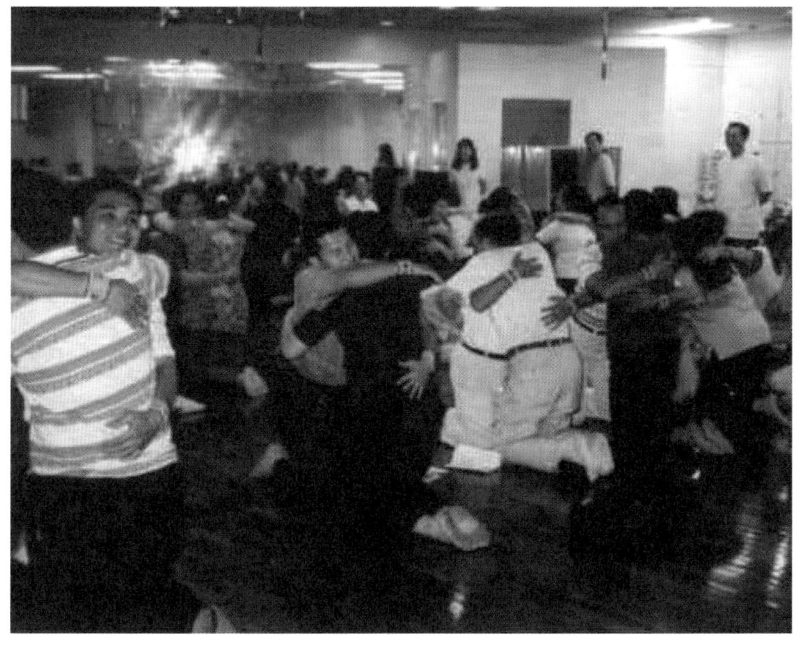

這十多年來，經絡拳學員打得很快樂與喜悅擁抱。

第三部

雙手的振動 TAPPING

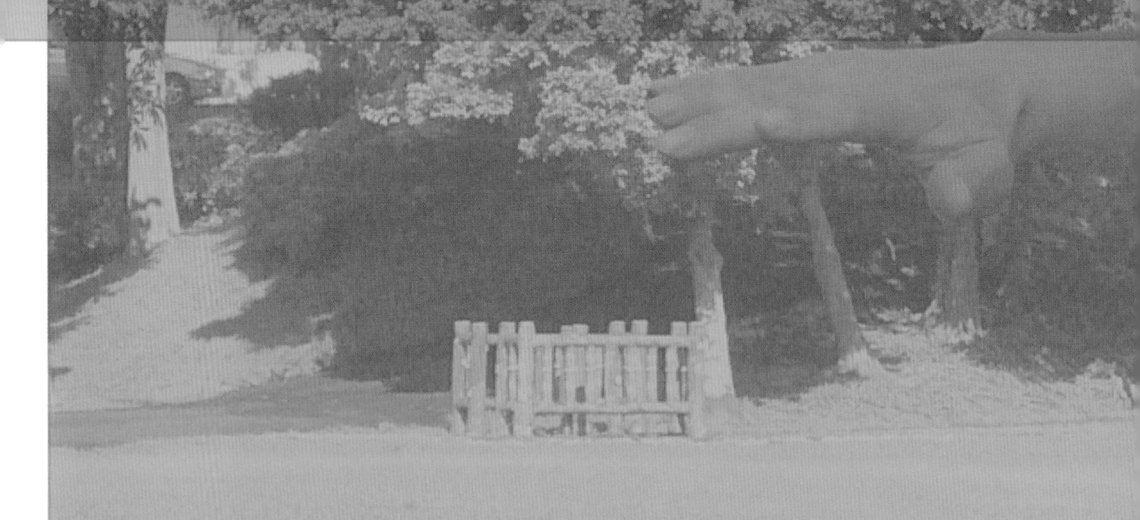

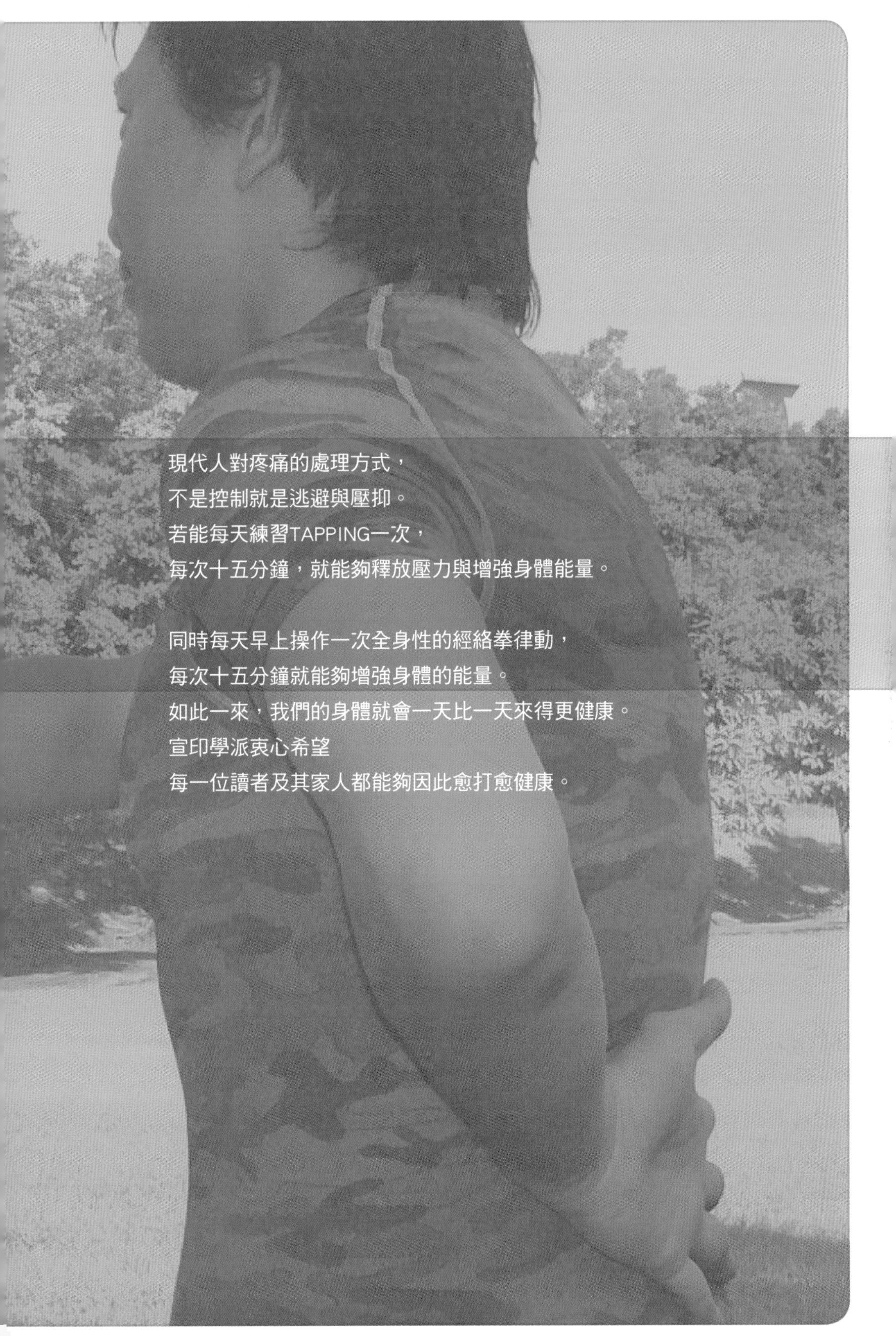

現代人對疼痛的處理方式，
不是控制就是逃避與壓抑。
若能每天練習TAPPING一次，
每次十五分鐘，就能夠釋放壓力與增強身體能量。

同時每天早上操作一次全身性的經絡拳律動，
每次十五分鐘就能夠增強身體的能量。
如此一來，我們的身體就會一天比一天來得更健康。
宣印學派衷心希望
每一位讀者及其家人都能夠因此愈打愈健康。

Try it 試一試

每天用雙手與身體做振動的溝通，新式的養生保健方法，TAPPING——貼品操，我們都簡稱「打」，朝自己的內心打，與宇宙萬物相應，請你放鬆的打一打、試一試，打在經絡上，感受酸麻的經絡傳導。

現代人容易過度疲勞，容易心慌，容易心跳加快，也容易造成頭暈頭痛，有很多人臉色也變得非常蒼白，或是指甲掉落，頭髮掉落，這些現象都是可以透過振盪獲得改善，人體的能量如果不足的時候，容易沒有體力、動力、四肢冰冷，這些現象也一樣可以透過振盪經絡獲得氣血循環。

請你用喜悅的表情來振盪全身，因為改變表情是可以改變情緒，行動會引動情緒，打打四肢的經絡運用往往會決定我們對各種事物的不同感受，因而產生不同的做法和想法，最終影響潛能的發揮。

打拋物線

學經絡拳的人最常被問到的問題是經絡拳與一般民俗療法的推拿、敲打有何不同，答案是「完全不同」。兩者最大的差異是感受，經絡拳是「內熱不痛」。民俗療法是「表熱很痛」。其方法的不同在「用勁不用力」的特性與「拋物線」的理論。

經絡拳談的是「拋物線」，就像丟東西一樣，要如何丟才能把東西丟到目的地，如何振動將能量送入身體肌肉、神經、經脈縫隙裡，這是一門高深的治療藝術。而一般的推拿振盪、敲打、搥打、棒打，操作的都是直線法，所以永遠是表面的放鬆，操作過程不用腦筋，所以一旦不小心很容易受傷。

打拋物線理論就像投籃方法，直線投不進籃框，需要拋物線，需要感覺要跳多高、用什麼角度、用多少力、多少勁。經絡拳要想角度、高度、幅度、速度，以及最難的要打多久時間，才能打到身體深層經脈與經穴，將氣送達身體遠方的器官組織、整體系統。

因為TAPPING不是表層肌肉群，所以必須學習、理解，要瞭解經絡曲線、肌肉群、骨骼……等，通常要經過一年以上，才能瞭解其中「拳格即人格」的奧義。但也有經過十年也不知道經絡拳怎麼用的例外，但西元2000年出生的人靈性特別高，很神奇，好像打三個星期就知道經絡拳的一切，或許是「手」的進化與成長時代來了。

幫助不運動的上班族

現代人一定要知道，整個中醫的核心是陰陽五行與經絡氣血，少運動上班族若能實踐中國古老的智慧學說：「陰陽協調，經絡打通，百病不生。」就能潛移默化的讓身心靈平衡，身體、心理、精神達到和諧 的狀態。陰陽五行是哲學，臨床運用的是經絡氣血，是科學，兩者相應，透過經絡就可以實踐中國與大自然融合、天人合一的境界。

經絡拳講師的授課要點「人為本，病為標」，上班族的人工作緊張，常處於思考狀態中，容易傷及脾經，如果情緒處於悲傷、鬱悶狀態中，容易傷及肺經，如果情緒常處於恐慌狀態時，容易傷及腎經，如果情緒常處於憤怒狀態時，容易傷及肝經，如果情緒處於亢奮狀態時，容易傷及心經。講師授課Tapping是以激發人體的自癒力為主，強調身心互補。經常生病的人只是習慣、生活方式等壞毛病發展出來的東西。根本性是能否改變不良生活習慣和人生態度，才是治好病的根本。

TAPPING——貼品操是在經絡拳裡重要的一個觀念。人體各方面的經絡對人體的影響，跟讀者說明如何TAPPING經絡的走向順序：肺經→大腸經→胃經→脾經→心經→小腸經→膀胱經→腎經→心包經→三焦經→膽經→肝經→任督二脈→肺經。

經絡七字打：

TAPPING貼品操

肺大胃脾心小腸

膀腎包焦膽肝肺

打任督全身循環

TAPPING幫助不運動的上班族、媽媽們，不僅享受休閒生活，也開始警覺維持身材的重要性，每一次打後可以讓血液中的帶氧量相對增加，現在請馬上嘗試，馬上體驗，Try it，不論哪一個年齡層，都可以感受到立即的改變！

十二經絡每一條經TAPPING一分鐘，任督二脈三分鐘，打十五分鐘TAPPING完成全身經絡振動。

136手法

現在就讓你我一起認識經絡拳的智慧結晶TAPPING，請務必熟記136手法「**1心，3技，6手法**」。但經絡拳不是技術性的動作，而是修養心性，向自己內在探索，透過振動經絡來清理重整肢體的垃圾，幫助「打者」重新找到與內心連結的方式。

1心：

一心放在拳頭上，一意放在經絡內，兩者撞擊產生熱能量，運行氣血。

3技：

a.**彈性**：虛握雙拳，放鬆手腕、肘、肩等關節，自然使力。

b.**角度**：身體與雙手之間的搖擺原理，用拋物線的自然定律，打到身體的切入點，即是穴道所在。

c.**速度**：身體組織越厚，雙手距離越遠，自由落體的加速度就越快、越重，頻率變慢。反之，身體組織越薄，雙手距離拉近，自由落體的加速度就越慢、越輕，頻率變快。

6手法：

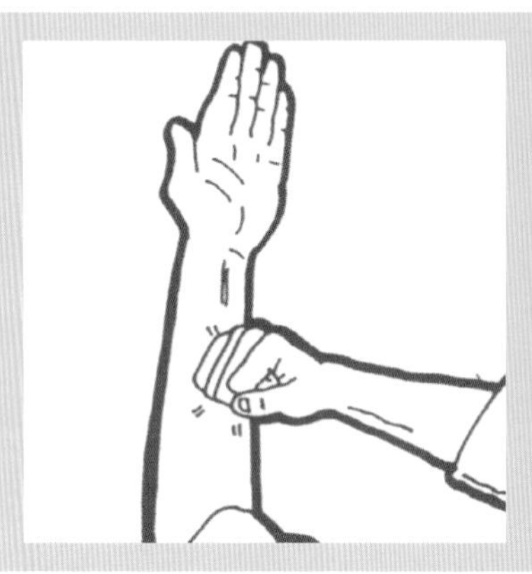

A

龍拳

能量適中，用於經絡比較細微之處。
輕快移位，養生保健，診治合一。

B

虎拳

能量稍弱，用於經絡緊繃之處。
輕重適中，化氣散瘀，舒展僵硬的肌腱。

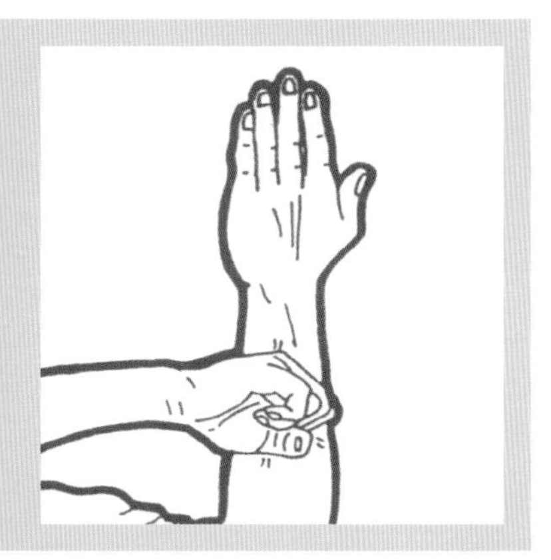

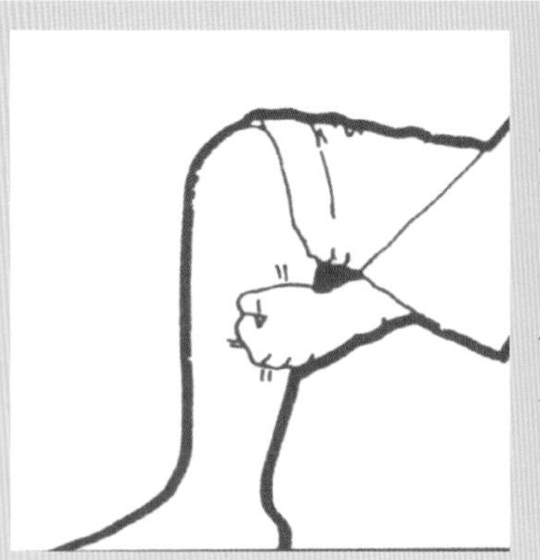

C

象拳

能量最強，用於經絡粘黏而較硬之處。
猛而慢，興奮神經，疏通深層經絡。

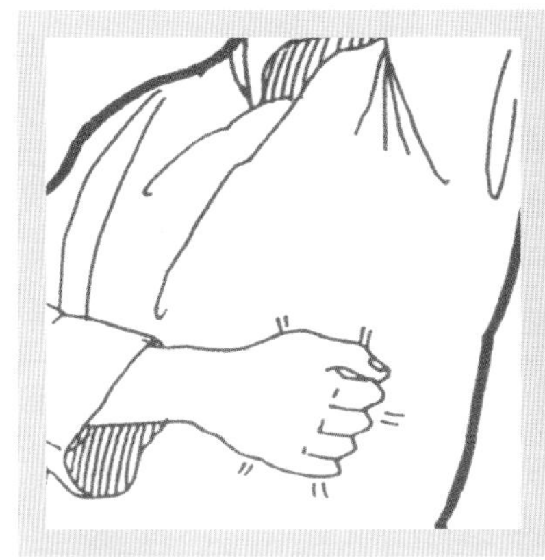

D

鳳拳

能量最弱，用於經絡刺痛之處。
輕快柔和，安撫緊張，通經活血。

E

掌拍

能量補給，用於經絡表皮處。
掌心用勁不用力的拍，補充元氣。

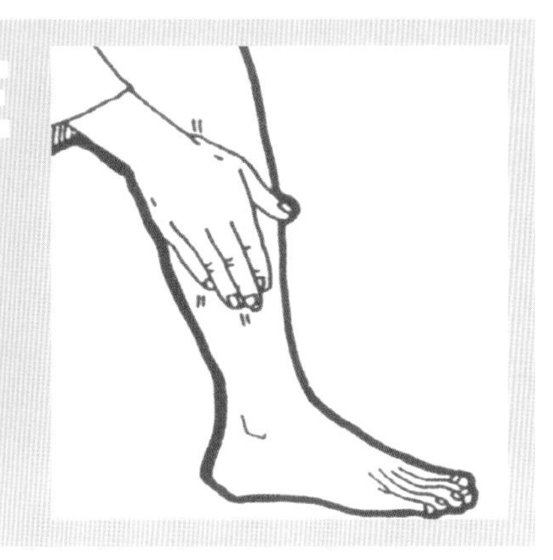

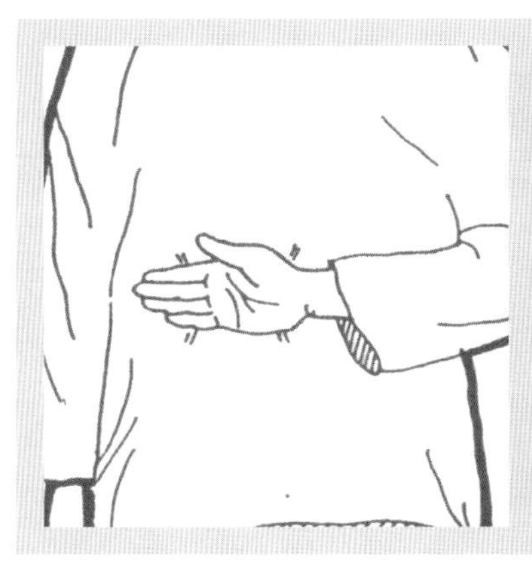

F

背拍

能量洩出，用於經絡筋骨處。
指背強勁的甩碰，釋放筋骨的緊繃。

TAPPING 肺經

養肺之道：

凌晨三點到五點肺經值班，開始運轉肺經的能量，肺主氣，凌晨三點到五點時氣開始凝聚，氣越強，分配的能量越均衡，可以分配到五臟，身體就會很健康。如果這時候睡眠不足而醒來時，代表肺氣太弱，有很多年紀大的人，在這個時候會很快就起床，事實上是不夠健康的。

這種情況平時就要趕快TAPPING我們的肺經，有很多人死於半夜的心臟病，就是因為肺氣不足所導致，這時候起床的人，很容易全身都流汗。

肺經情緒：

當一個人「憂愁太過」時，肺經就不通。是因受外界影響而忙亂失焦，並無法即時察覺到造成自己痛苦的原因，導致肺經耗氣而呼吸很用力。

關鍵要領：

鳳拳振盪手臂內側上緣到手肘，Tapping肺經一分鐘。

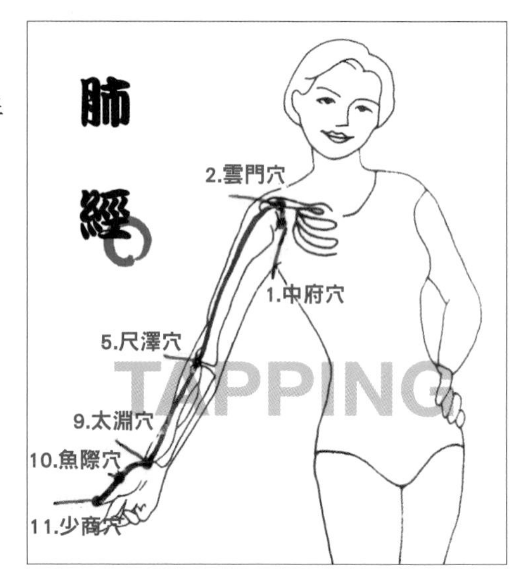

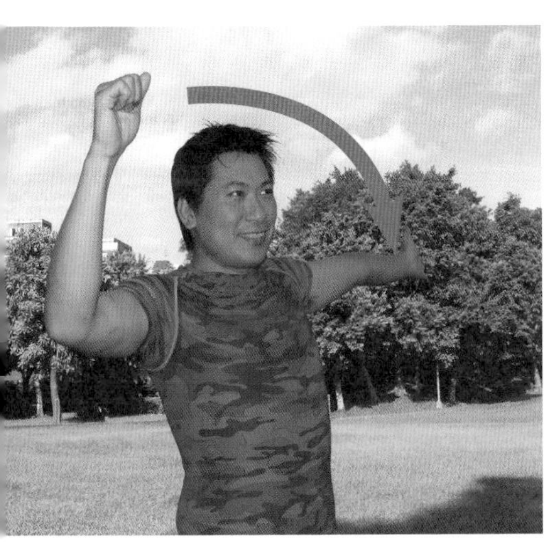

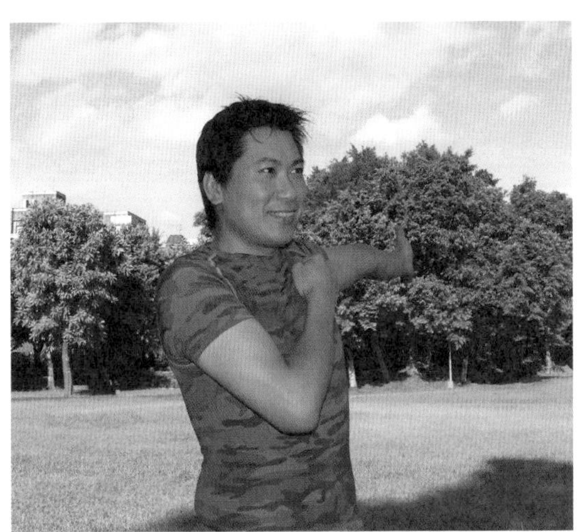

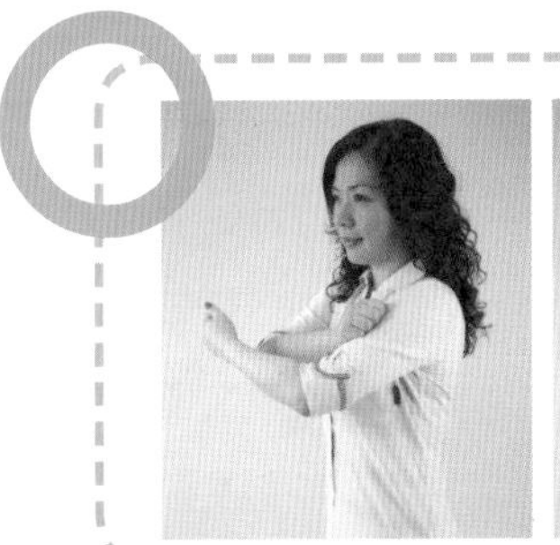

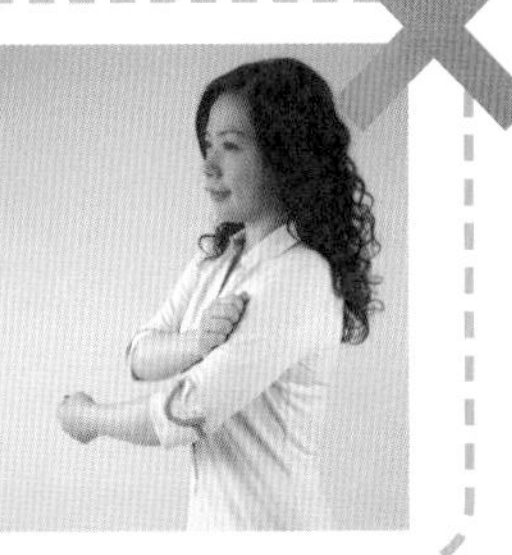

動作技巧：

雙手張開（微微有擴胸感），一手曲肘輕握拳頭，以鳳拳用拋物線落在另一邊鎖骨下方，並延伸到手臂內側上緣。

老師叮嚀：

被振動的另一手必須同時曲肘上揚，讓兩手的力量相互撞擊，可帶動我們前胸氣的循環。

TAPPING 大腸經

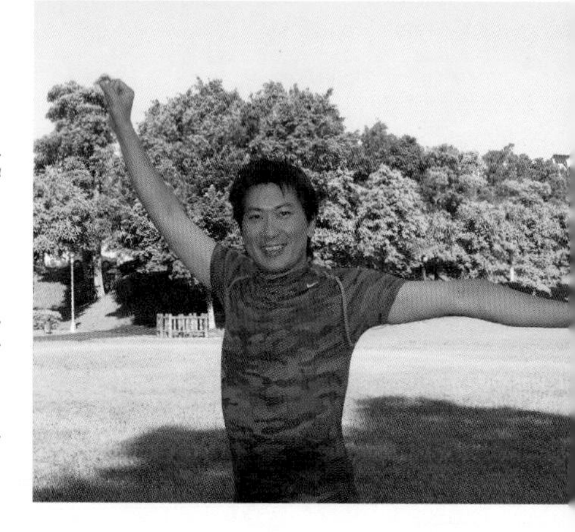

養腸之道：

早晨的五點到七點大腸經當班，通常在此時起床必須排便，有排便代表身體健康，新陳代謝的功能很好，但如果排便排不出來代表肺氣不足，排便時沒有力量，應該要練習吸飽氣，敲敲打打腹部，喝一杯溫開水，就能夠很容易幫助擠壓腸部，而能夠排便順暢。

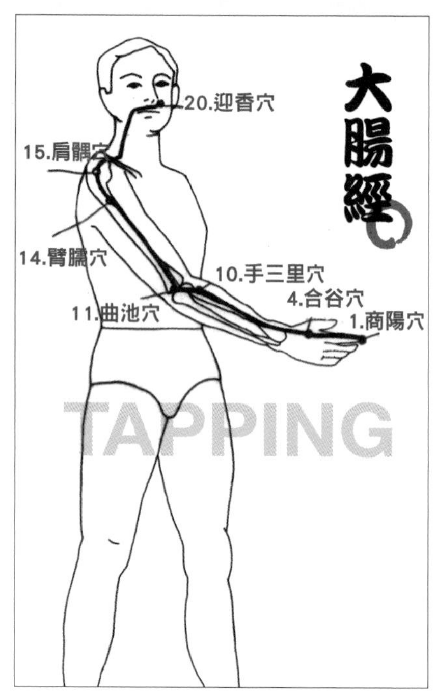

大腸經情緒：

當一個人「沮喪太過」時，大腸經就不通。消極的個性經常呈現往內縮的肢體，紊亂的身體能量場，致使經脈受阻，導致大腸經痙攣而代謝失常。

關鍵要領：

虎拳振盪上臂外側上緣到鎖骨上緣， Tapping大腸經一分鐘。

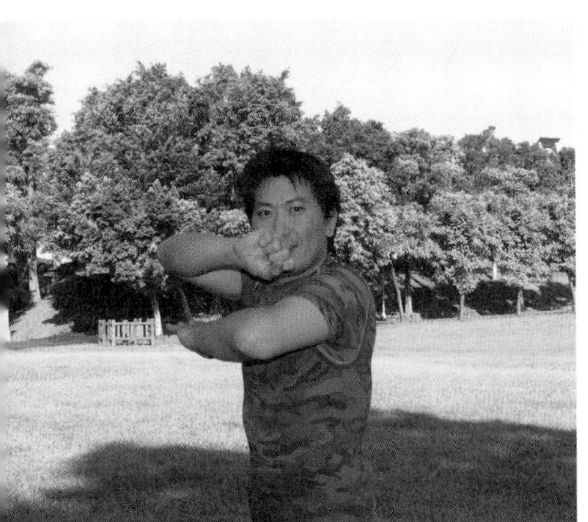

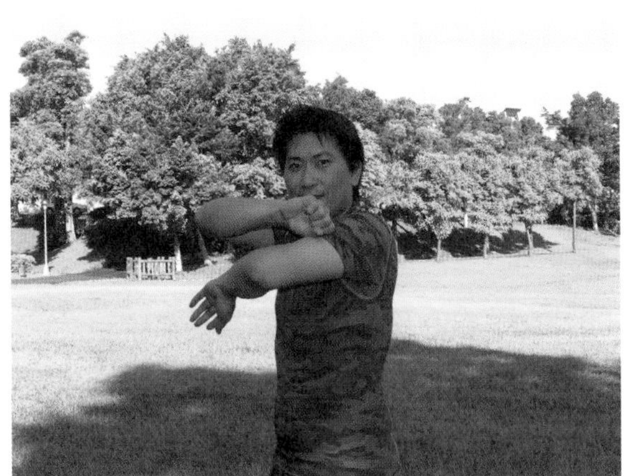

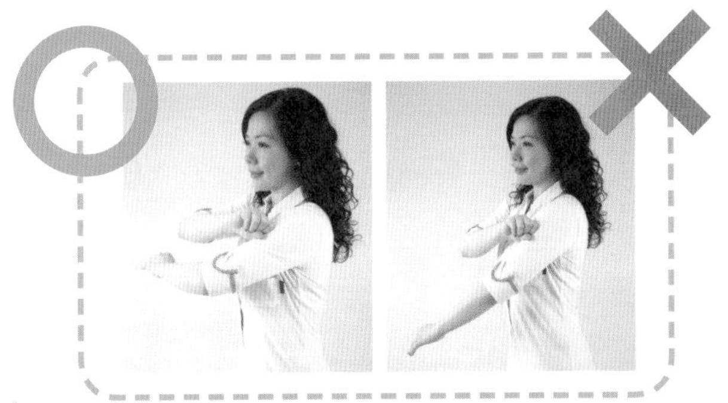

動作技巧：

雙手張開（微微有擴胸感），一手高舉輕握，以虎拳用拋物線落在另一手外側上緣。

老師叮嚀：

被振動的另一手曲肘時，可以讓上臂肌肉群放鬆，更容易深入大腸經脈絡，帶動腹部蠕動。

TAPPING 胃經

養胃之道：

早晨的七點到九點胃經當班，胃的消化能力此時特別強，這個時間的飲食是最棒的，要以溫熱食物為主，不宜食用冰冷食物，才不會產生未來的胃火大，很多人早上就喝冰的飲料，最後都會乾咳，產生惡性循環，臉上也容易長痘子。

在這個時間多吃都不會變胖，因為此時胃的消化能力最強，陽氣最夠，可以幫助體力、活力的恢復。很多女生容易貧血、四肢冰冷，都是早上七點到九點沒有好好的飲食、吃飯，讓自己沒有好好的吸收，沒有足夠的營養化成血液。只要改變飲食，多喝溫熱的東西，就可幫助貧血的改善。

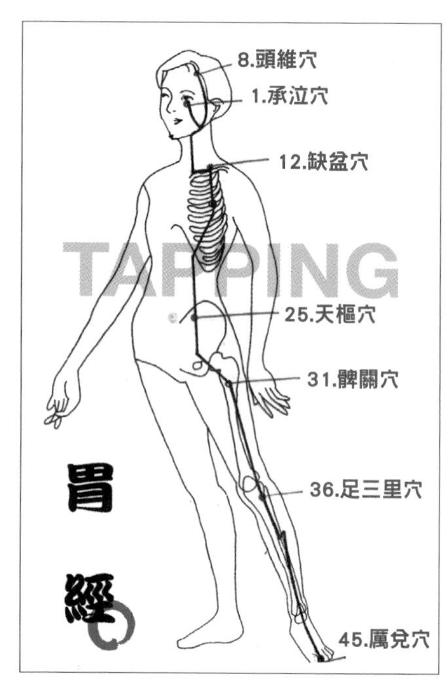

胃經情緒：

當一個人「緊張太過」時，胃經就不通。內心有一些關卡卡住時，身體會很疲憊又逐漸累積，消化系統可能會開始呈現衰弱現象，日積月累就會導致胃經緊繃，經常胃痛不舒服。

關鍵要領：

振盪正面腿部到乳房下緣，象拳大腿、掌拍腹部與乳房，Tapping胃經一分鐘。

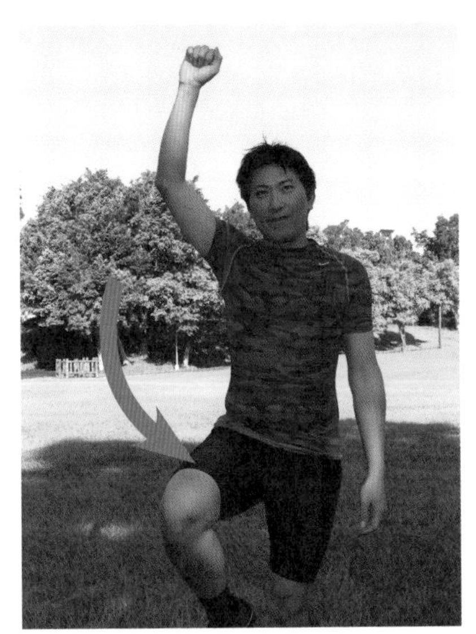

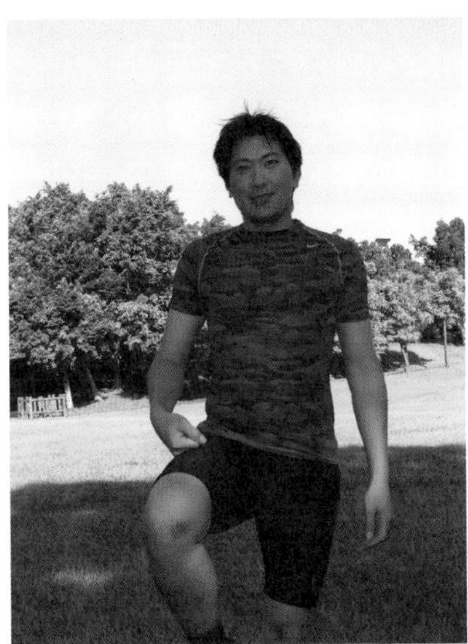

腿部區

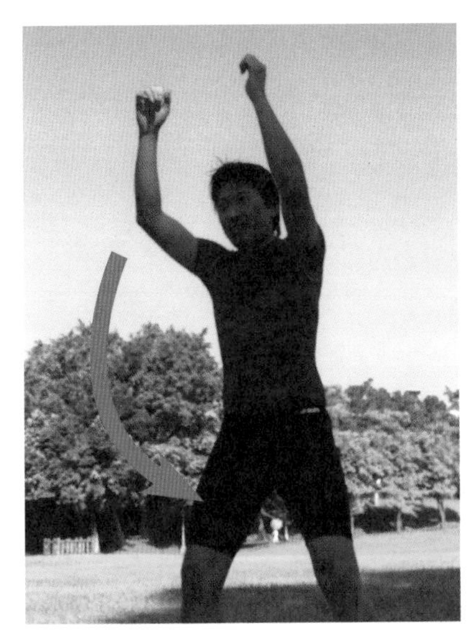

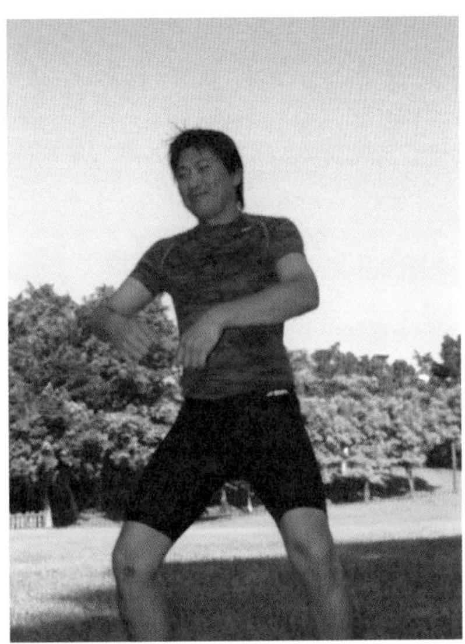

胸腹區

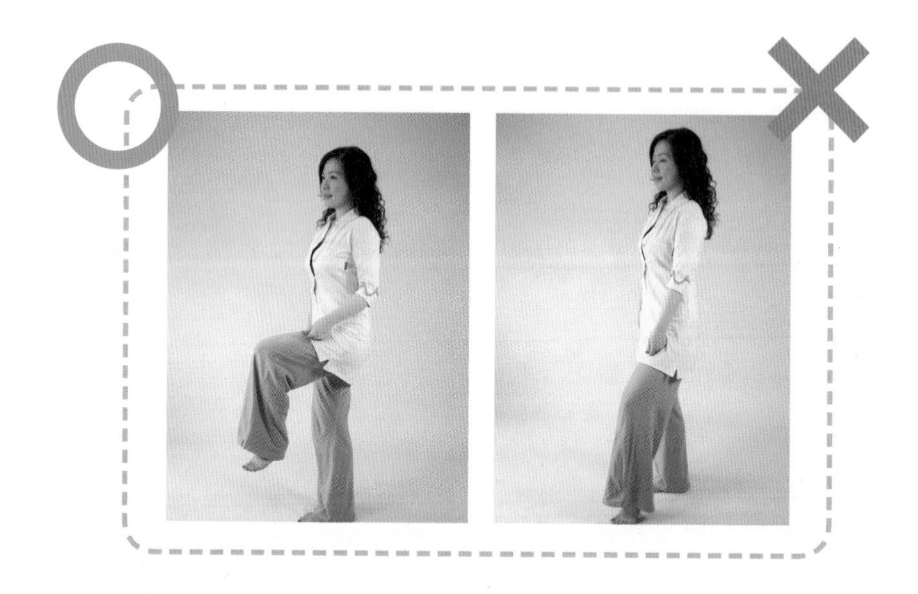

動作技巧：

腿部區：高舉右手，落下時同時抬右腳，以象拳Tapping大腿正前方，左手操作方式相同。

胸腹區：雙手同時高舉，落下時雙膝微蹲，上半身打直，以鳳拳輕鬆Tapping胸腹區胃經。

老師叮嚀：

Tapping腿部區時，要保持抬高腿部，才能帶動腿部經絡氣血運轉全身。

TAPPING 脾經

養脾之道：

早上的九點到十一點脾經值班。我們吃了食物之後，必須吸收並運化到全身。脾臟就是把所有的營養送到五臟、肌肉、骨骼，對一個人來說，如果四肢無力、沒有精神、沒有體力，就是脾弱了。早上的九點到十一點是運動很好的時間，稍微動一動，幫助吃下去的食物運化到全身，比較健康。

有些人脾的氣血不足時，人容易脾氣不好，或是沒有精神，甚至有時運化失調導致全身浮腫，身體的濕氣過重，這都是屬於機能上的失調，應該趕快進行TAPPING。

脾經情緒：

當一個人「思慮太過」時，脾經就不通。你會不自覺地緊縮肩膀，這樣表示你真的很累，體態的下彎致使氣脈受阻無法運化全身，導致脾經無力而彎腰駝背。

關鍵要領：

振盪大腿到腹部。龍拳大腿內側上緣，鳳拳腹部，Tapping脾經一分鐘。

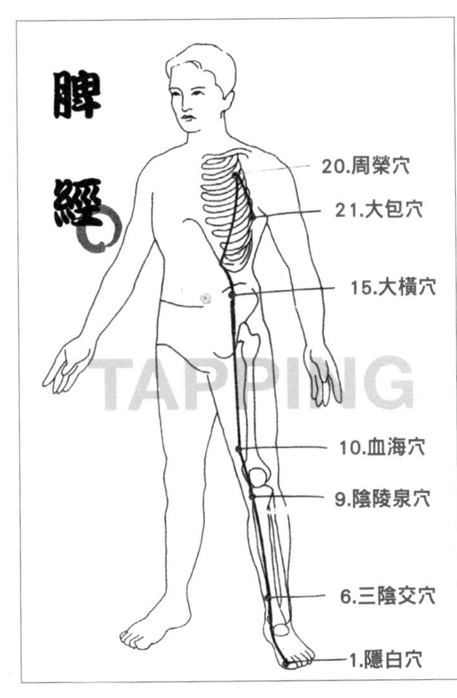

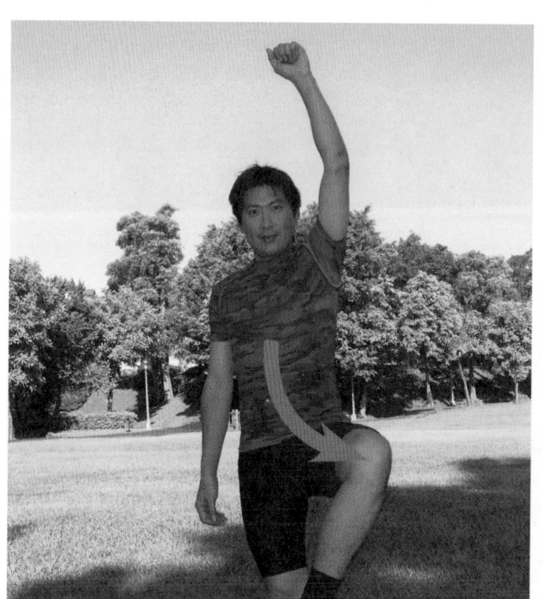

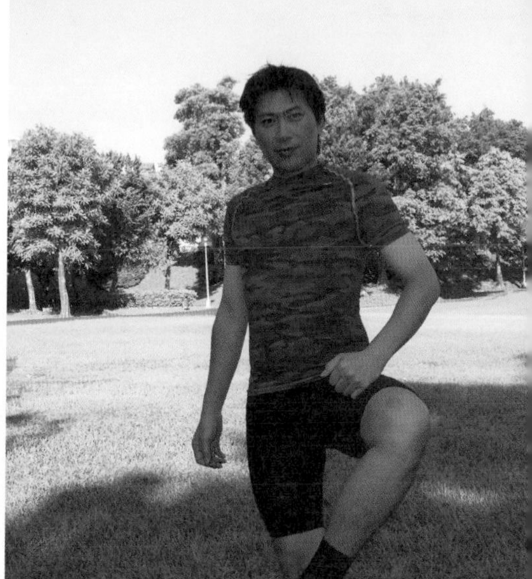

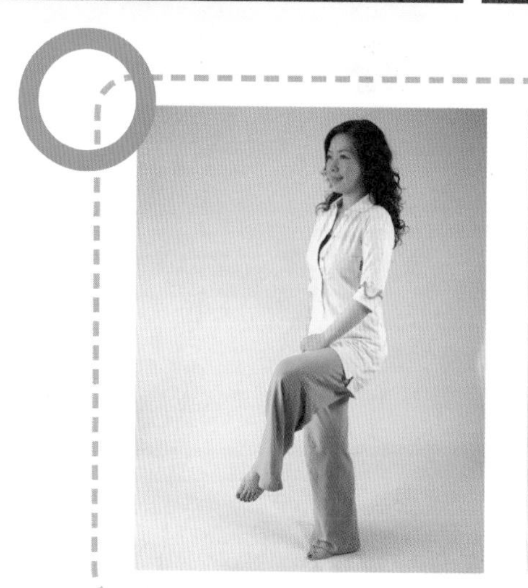

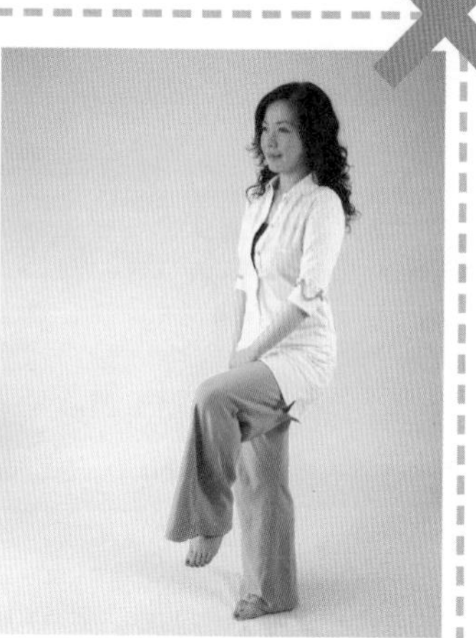

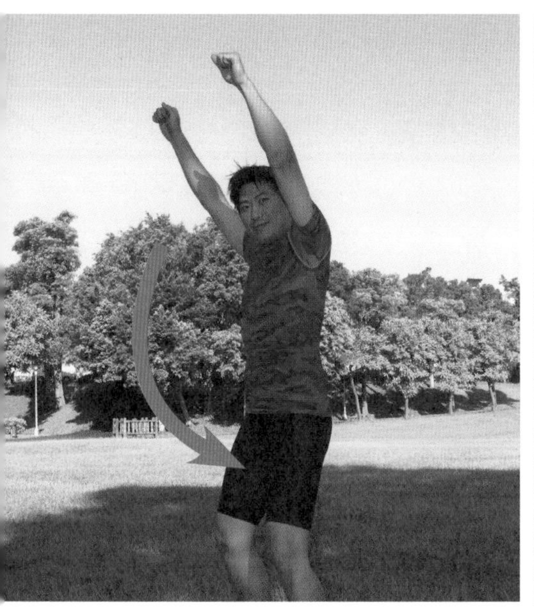

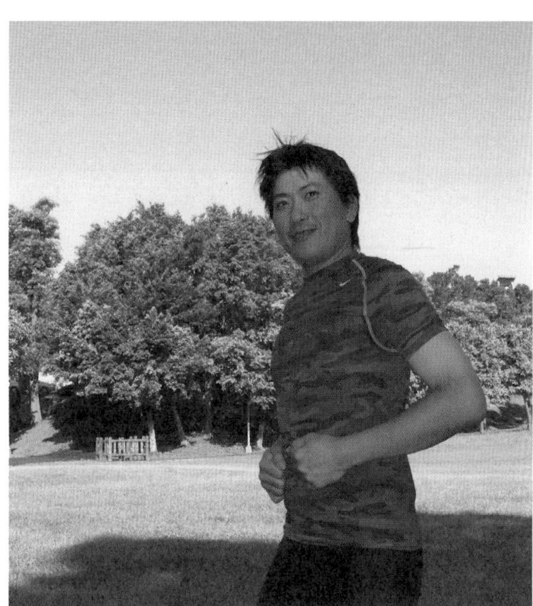

腹部區

動作技巧：

腿部區：高舉左手，落下時同時抬左腳，以龍拳Tapping大腿內側上緣，右手操作方式相同。

腹部區：雙手同時高舉，落下時雙膝微蹲，上半身向前外撐腹部，以鳳拳輕鬆Tapping脾經區。

老師叮嚀：

Tapping腿部區，抬高的腿部需將腳踝向內彎，可以帶動髖關節的放鬆。

TAPPING 心經

養心之道：

早上十一點到下午的一點是心經當班的時候，此時天氣最熱，很多人這個時間心火很大，動不動就覺得很累，又沒有什麼力氣，這時候就代表我們的心臟有一點過勞、過累。

中醫有一個概念叫做心腎不交，這個時候的午睡很重要，閉眼養神可以幫助心腎相交。如果中午容易產生暈眩、沒有精神，代表心臟已經有過勞了，會影響睡眠。

心經情緒：

當一個人「心浮氣躁」時，心經就不通。肢體卻無法即時疏洩反應僵化的情緒，致使氣脈突然閉鎖住，經脈受阻，導致心經受損而胸口鬱悶。

關鍵要領：

虎拳振盪腋下到手臂內側下緣，Tapping心經一分鐘。

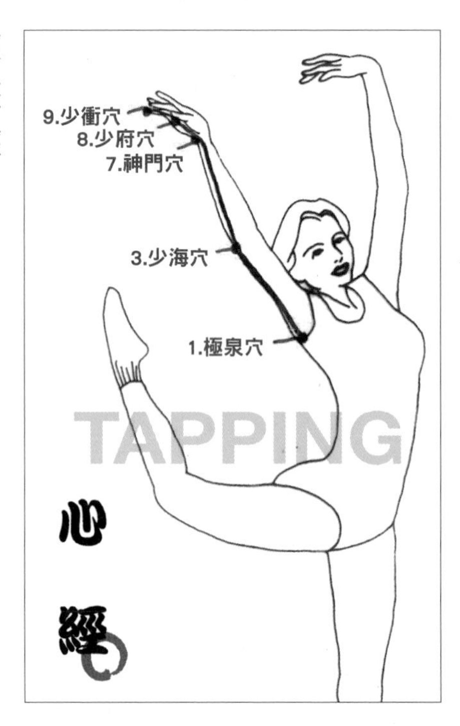

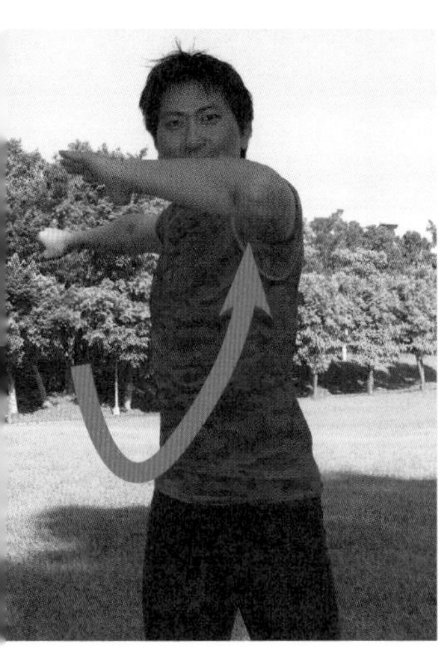
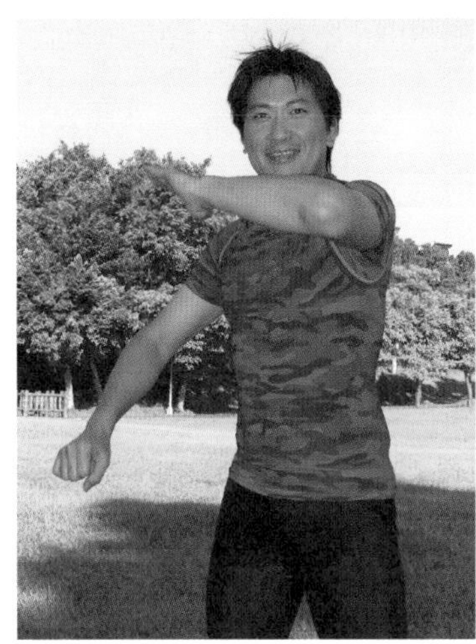
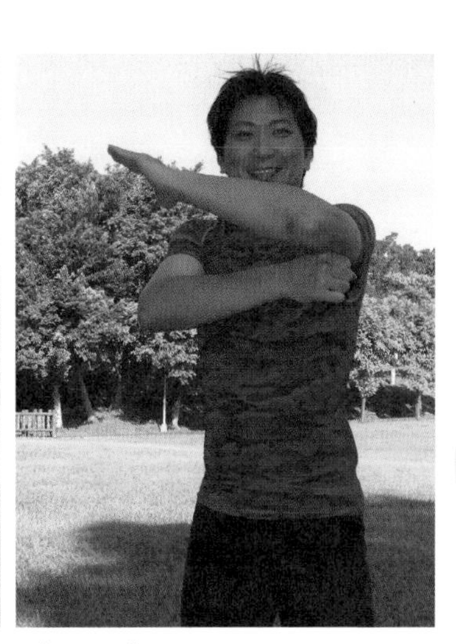

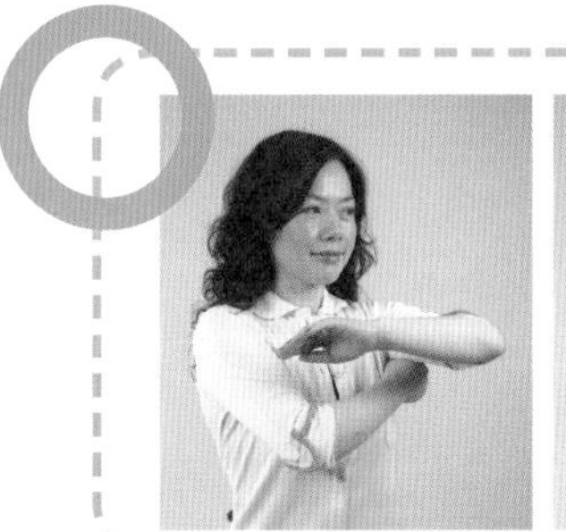
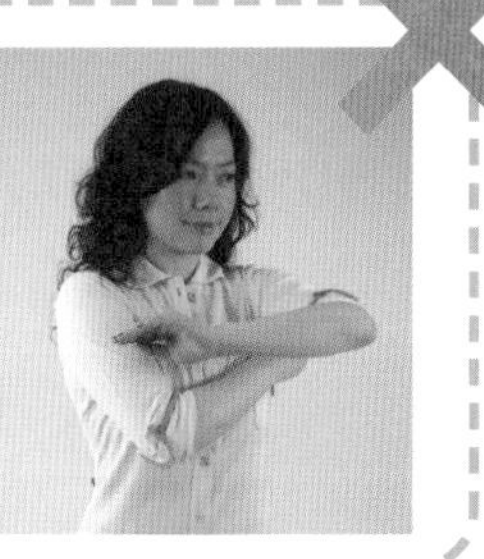

動作技巧：

將左手曲肘高舉，右手由後方向前拋，以虎拳Tapping上臂心經。

老師叮嚀：

被振動的手落下時，手肘自然高於手腕，可以輕鬆打入容易凹陷的心經脈絡（觸動到心經時常有酸麻感，可作為正確動作的參考）。

TAPPING 小腸經

養腸之道：

下午一點到三點小腸經當班。如果下午的時間容易勞累，代表小腸吸收功能比較不足，導致午餐吃得很好，但是如果吸收不良變成垃圾，這些垃圾會讓人沒有元氣，身體變得虛弱，造成代謝失調，對身體會有比較嚴重影響。

小腸的吸收不好，心臟就沒有力量，相反的，心臟無力，小腸經也容易停止運轉，心臟就會有心律不整等問題出現。

小腸經情緒：

當一個人「焦躁不安」時，小腸經就不通。當你打壓潛伏在內心不平的波動，過度壓抑情緒會消化不良，導致小腸經糾結而沒胃口、心情不好。

關鍵要領：

掌拍振盪手臂到肩胛後方，Tapping小腸經一分鐘。

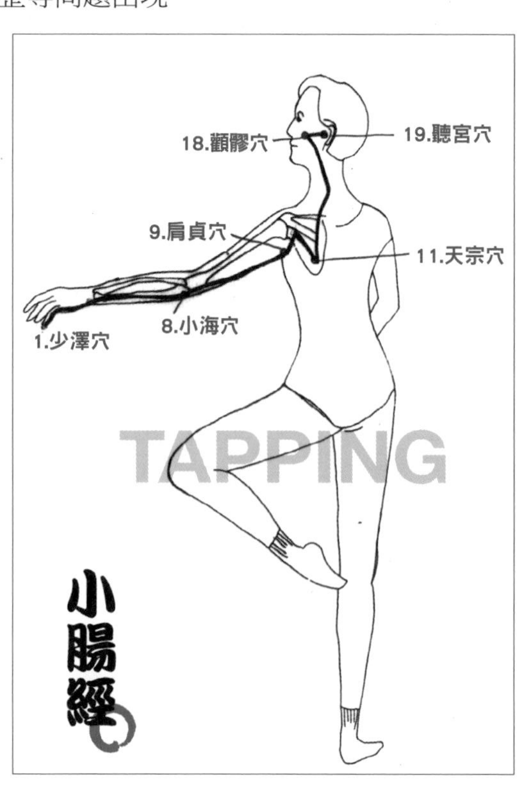

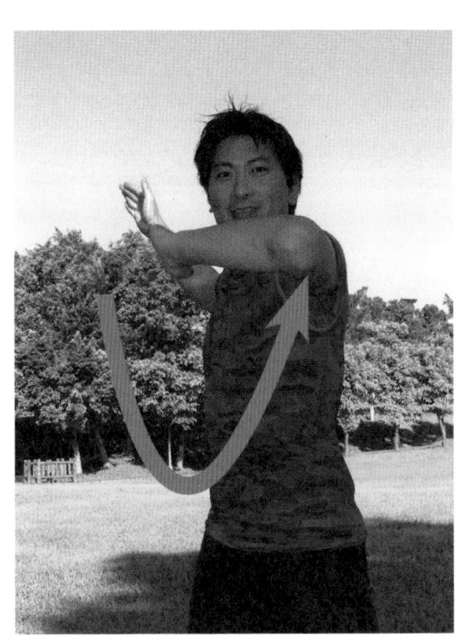

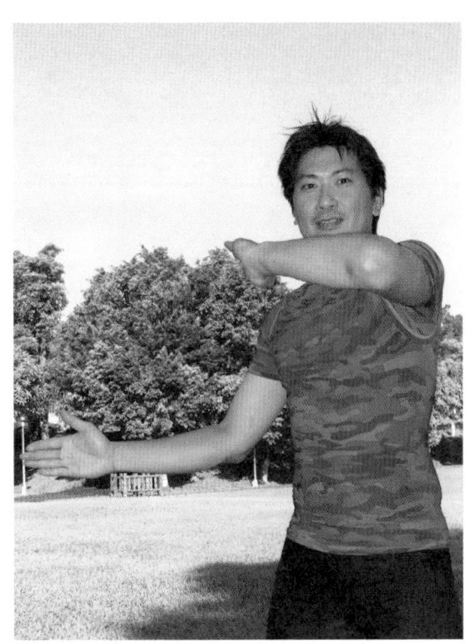

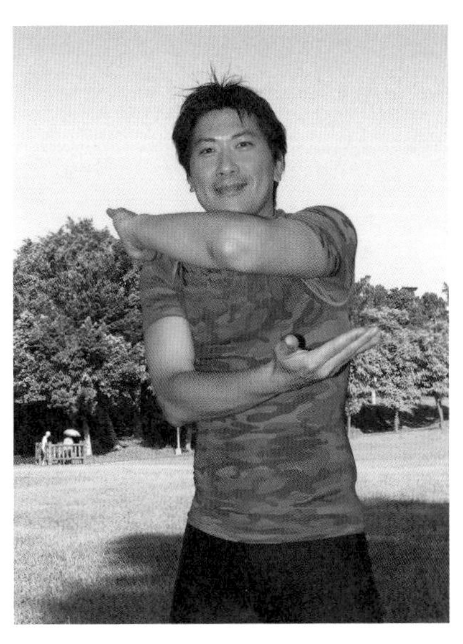

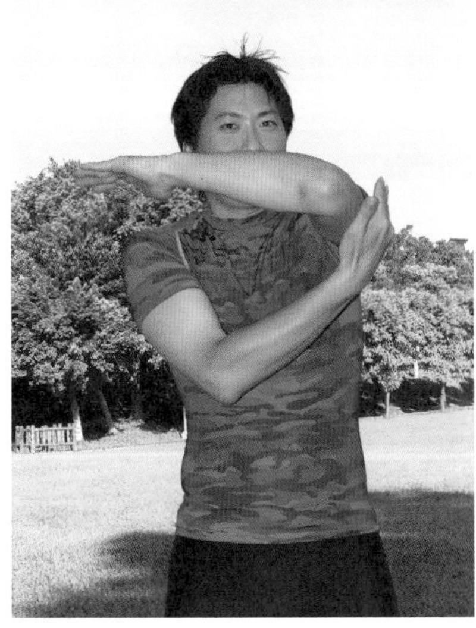

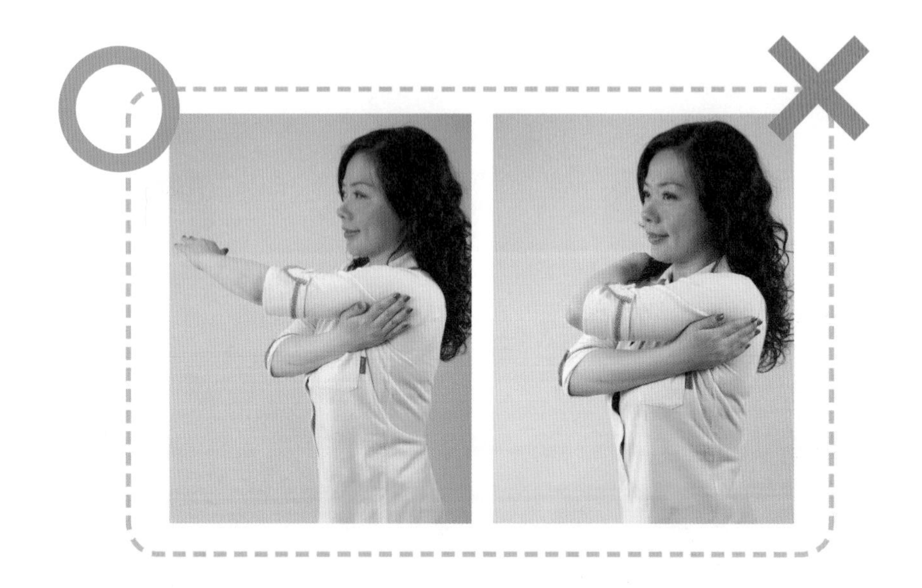

動作技巧：

雙手打開平舉，左手曲肘，右手由下向上拋起，以掌拍Tapping上臂外側下緣。

老師叮嚀：

Tapping時雙手不宜過度貼緊上身，保持適當距離，避免身體的肌肉、神經越打越緊。

TAPPING 膀胱經

養膀之道：

下午的三點到五點是膀胱經當班。膀胱經從腳部循行到腦部，人的記憶力特別好，或是腦部特別靈活，運動反應很好，腳與腦的反應一體，效率很高，都是因為膀胱經的氣能夠由腳部直達到腦部。

很多人常常有頭重現象，是因為氣上不來，腳部的氣循環不到腦部。很多人彎腰時的柔軟度很差，生活中的行住坐臥、排便都很差，是因為膀胱經很不順暢，導致腿部容易緊繃、背部容易僵硬、身體容易產生火氣、口乾舌燥等等。

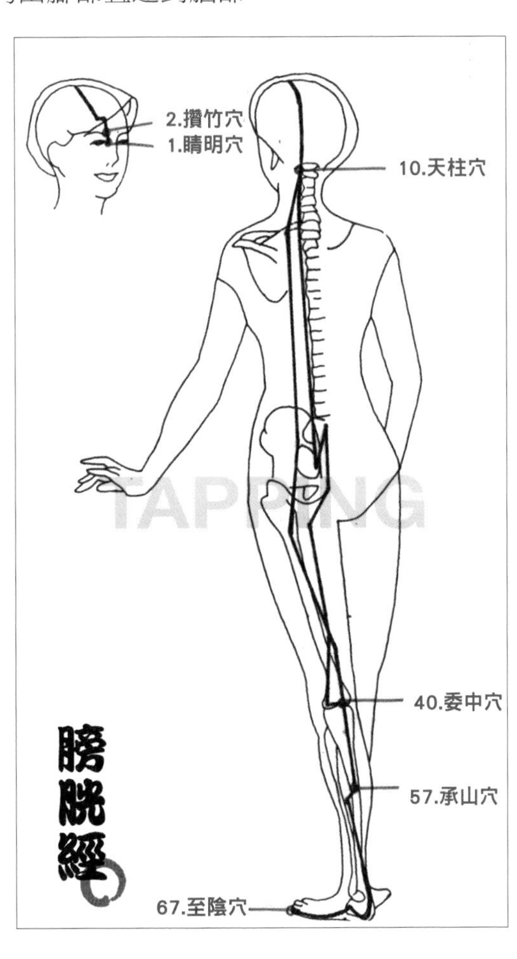

膀胱經情緒：

當一個人「懶惰拖延」時，膀胱經就不通。人一旦心靈閉鎖，內在關閉，會導致膀胱經的動力不足而無精打采，會讓志氣與勇氣的能量受阻，逃避現實。

關鍵要領：

振盪身體後背，背拍腰背、虎拳臀部、虎拳大腿後方，Tapping膀胱經一分鐘。

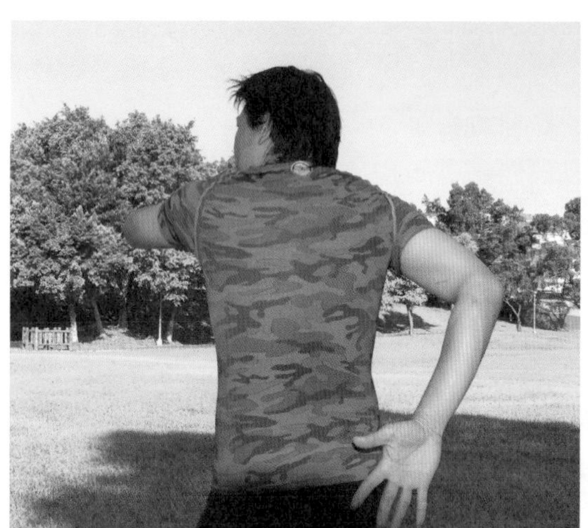

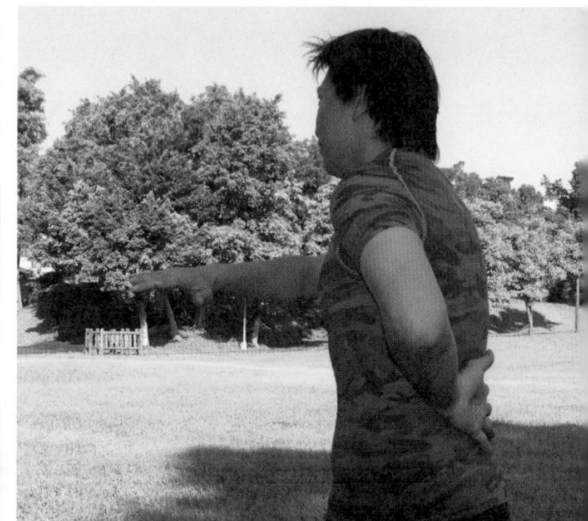

腰背區

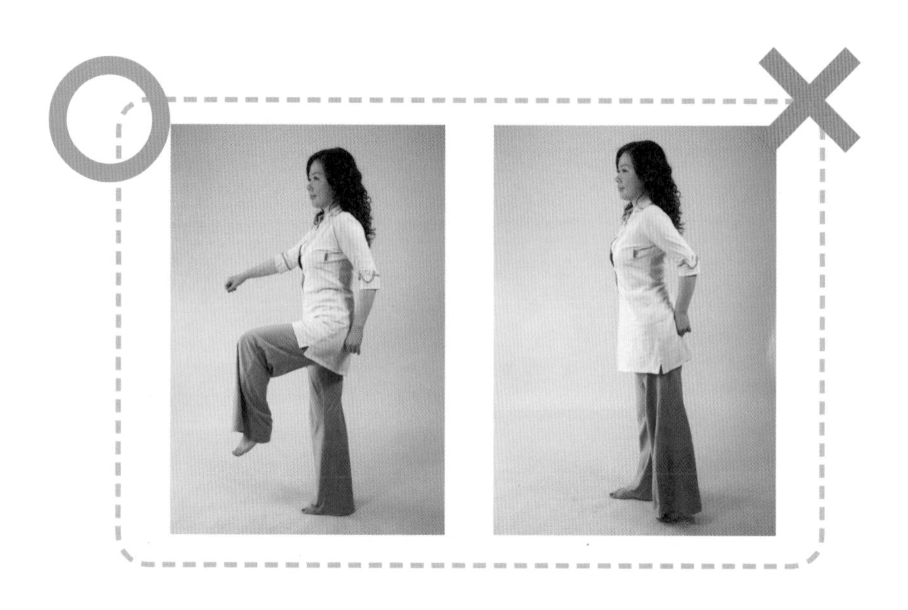

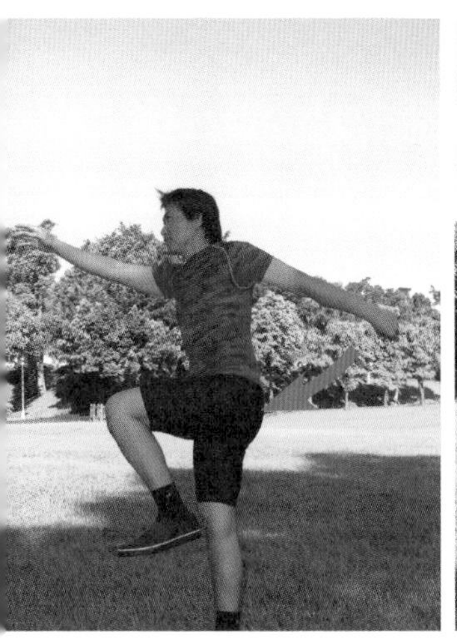

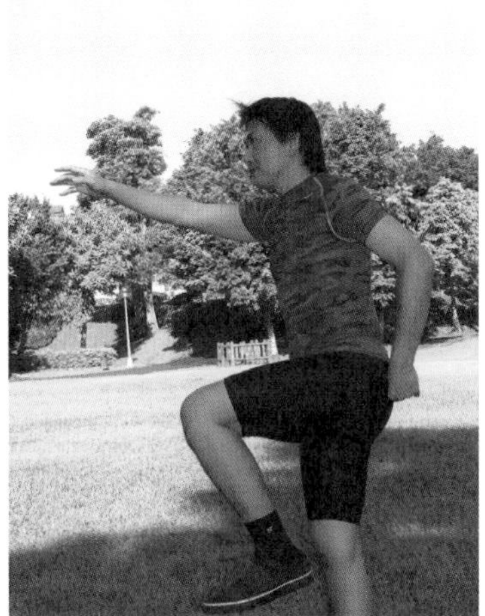

臀部區

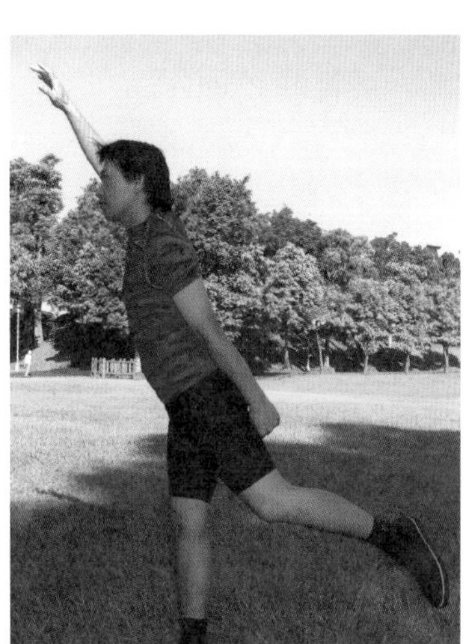

大腿區

動作技巧：

腰背區：身體自然放鬆站立，以手帶動身體旋轉到極至，再用背拍Tapping腰背區。

臀部區：左手高舉過頭，向後畫圈自然落下，左腳同時向前抬高，以左手虎拳Tapping左邊臀部區，右手操作技巧相同。

大腿區：如臀部區技巧，將左手高舉畫圓，但左腳同時向後抬高，以左手虎拳Tapping左邊大腿區，右手操作技巧相同。

老師叮嚀：

Tapping臀部區時，向前抬高腿部有助於深入臀部經脈，釋放前方腹部的內壓。

TAPPING 腎經

養腎之道：

下午的五點到七點是腎經當班的時刻，如果這個時間的精神依然非常好，就代表腎氣很強，腎火很旺，人就不容易疲憊。

人的感冒發燒，主要是透過發燒的過程，養精蓄銳，讓身體從虛弱的狀態，藉由發燒增強免疫力、元氣。腎氣足了，才能夠生育、大小便正常、睡眠品質好。

腎經情緒：

當一個人「驚慌恐懼」時，腎經就不通。心靈變得不清明開闊、不太敏銳、不做深呼吸，並輕忽自己內心的感受，對於愛人與被愛是冷漠的，致使氣脈循行很慢，導致腎經粘黏而提早老化。

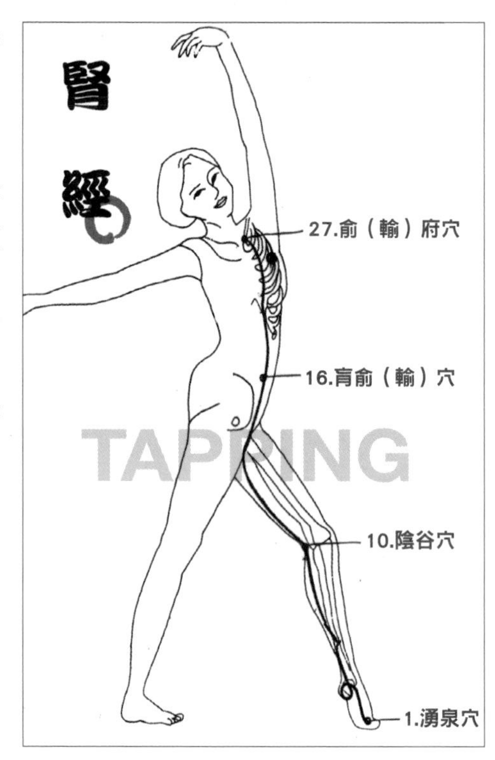

關鍵要領：

振盪大腿到胸前，由虎拳大腿內側下緣、交叉鳳拳腹前到胸前，Tapping腎經一分鐘。

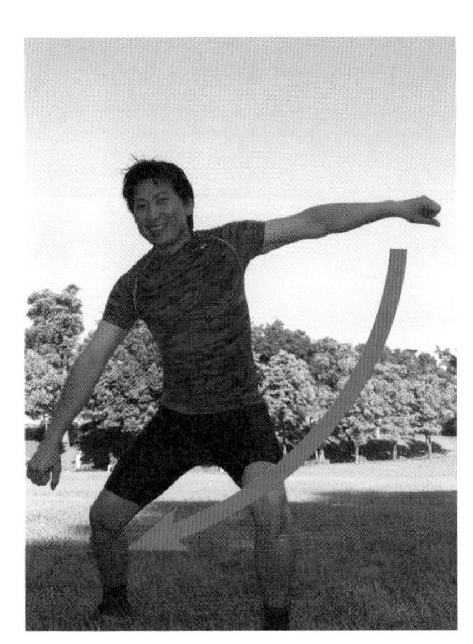

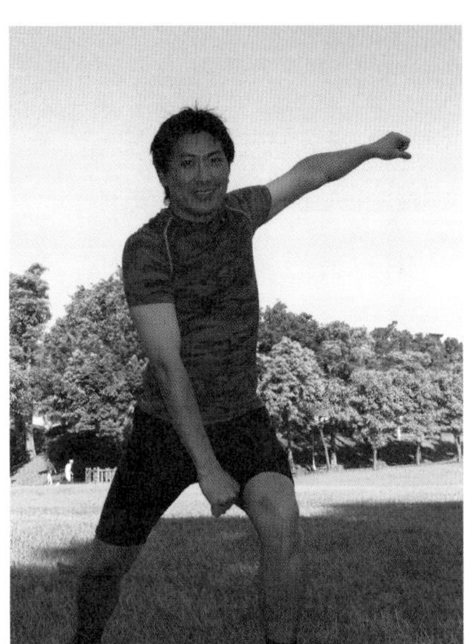

腿部區

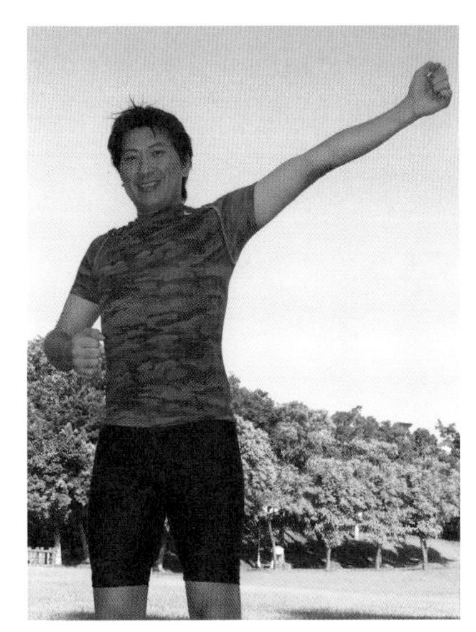

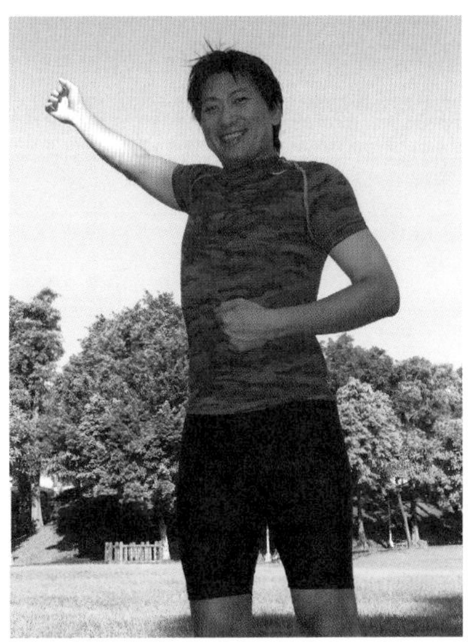

胸腹區

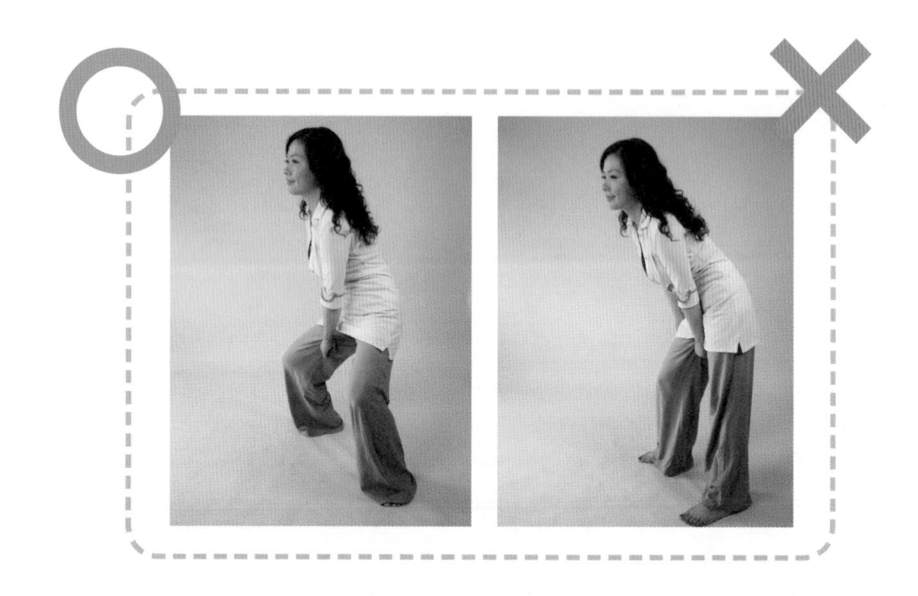

動作技巧：

腿部區：雙腿張開大於肩，雙手打開平舉，以虎拳自然落下Tapping大腿內側下緣。

胸腹區：雙手張開高舉，交替以鳳拳Tapping胸腹區腎經。

老師叮嚀：

Tapping大腿內側時，微蹲馬步，有助於強化腿部力量。

TAPPING 心包經

養包之道：

晚上的七點到九點是心包經當班時間，是心臟運轉的重要時刻，如果這時會有麻的現象，代表心臟周邊有阻塞、壓迫。

心包經的脈絡有經過膻中穴，一旦阻塞就會有胸悶，胸腺（人體最大免疫系統）、抗體就會下降，人容易形成癌症，所以經常要閉起眼睛，感受膻中的氣是否能順暢，影響到人是否和諧，避免重大疾病的出現。改善鬱悶、手心冒汗問題。

心包經情緒：

當一個人「自私太過」時，心包經就不通。當內在有深層的悲傷，對人生就會保持自我保護的態度，漸漸不注重心靈層面的耕耘，導致心包經痙攣，太在意自己而造成內心的失衡。

關鍵要領：

龍拳振盪，胸大肌到手臂內側中線，Tapping心包經一分鐘。

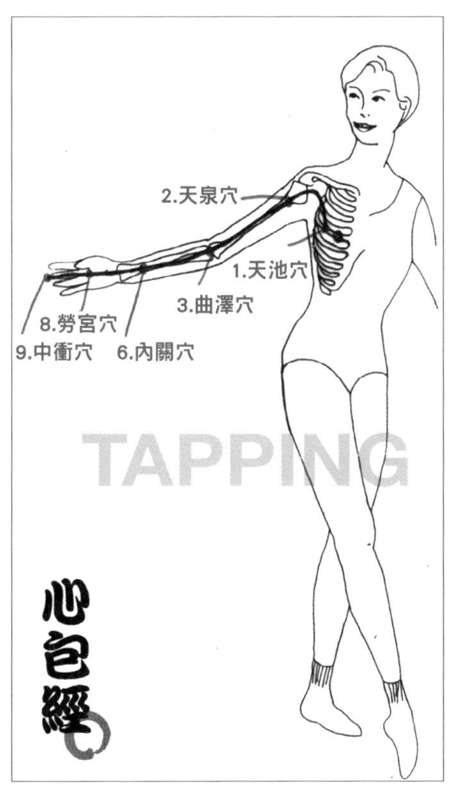

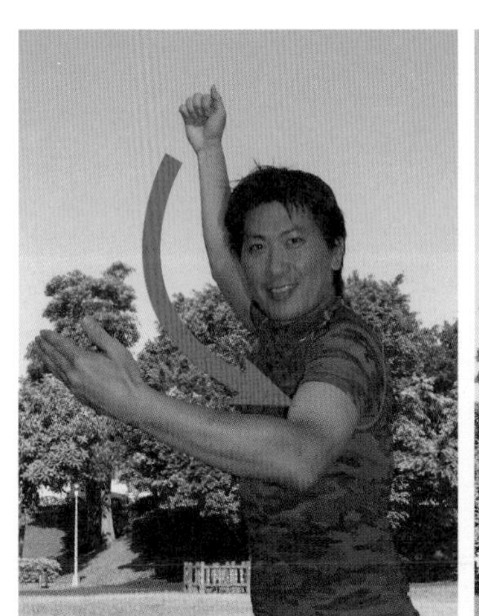

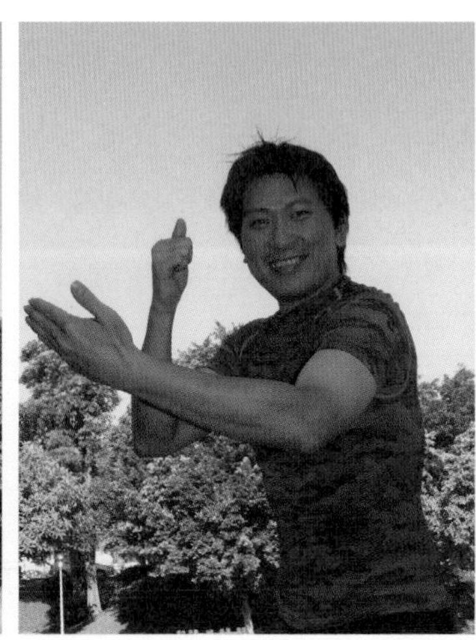

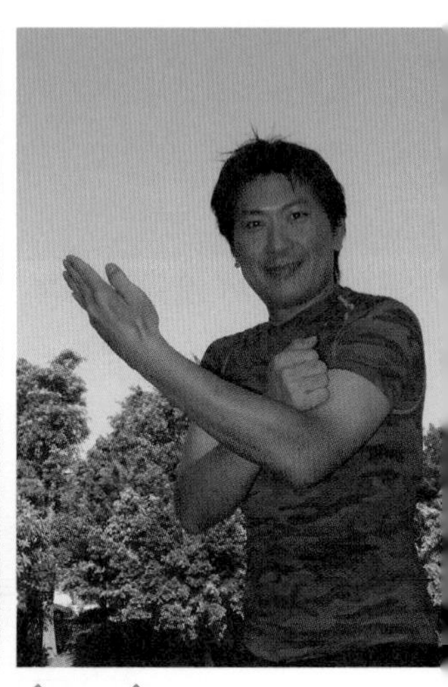

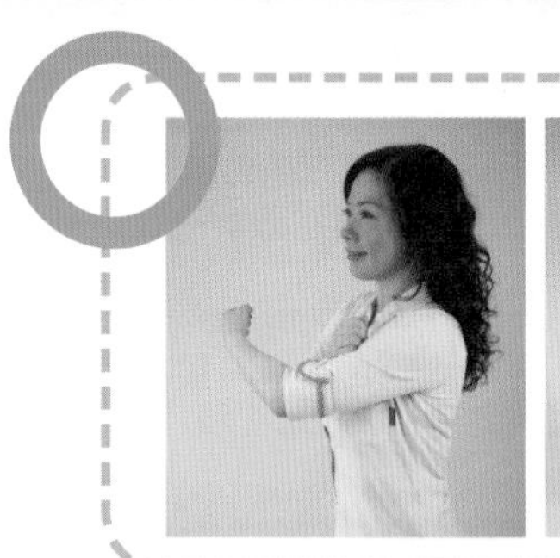

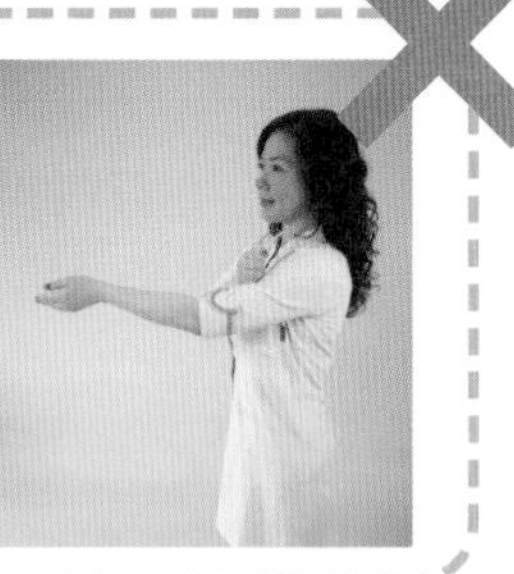

動作技巧：

一手曲肘，另一手高舉過頭，高舉的手自然落下時以龍拳Tapping上臂內側中線。

老師叮嚀：

手部二頭肌越僵硬越會造成心臟跳動的阻力，Tapping時彎曲手肘，可以釋放深層肌肉群的乳酸，讓心肌也柔軟有彈性。

TAPPING 三焦經

養焦之道：

晚上的九點到十一點三焦經當班。焦，代表火，人一定要有火，有火才能動，過多叫做上火，有火才能分佈身體的上焦、中焦、下焦，人體就能運轉。上焦有心肺、中焦有脾胃、下焦有肝腎，三焦火不足，人就會虛脫，太多就會長滿痘子。

三焦經越暢通，人的活力、精力就越旺盛，所以經絡拳的TAPPING課程特別強調三焦經，也常叮嚀學員經常修打，對人體經絡的循環、能量的啟動有莫名的功效。最新的臨床也發現，對生髮有特別的助益。

三焦經情緒：

當一個人「壓力太過」時，三焦經就不通。受到風寒就感冒的人，就是壓力的先兆，若不學會釋放內壓，會導致三焦經嚴重失調，久而久之寒氣入骨造成全身筋骨痠痛，免疫力會瞬間下降。

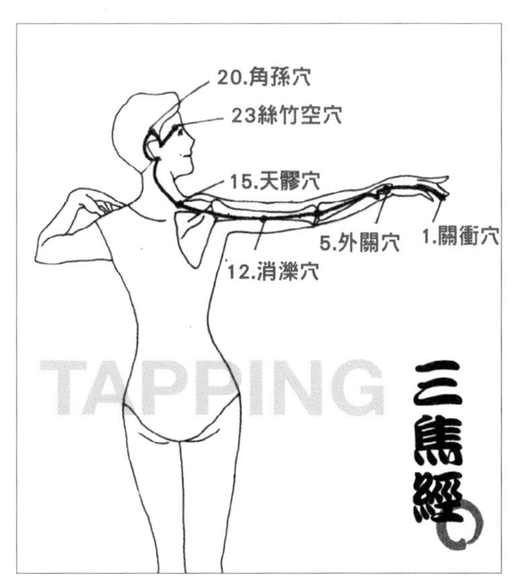

關鍵要領：

虎拳振盪，上臂外側中線到肩上中線，Tapping三焦經一分鐘。

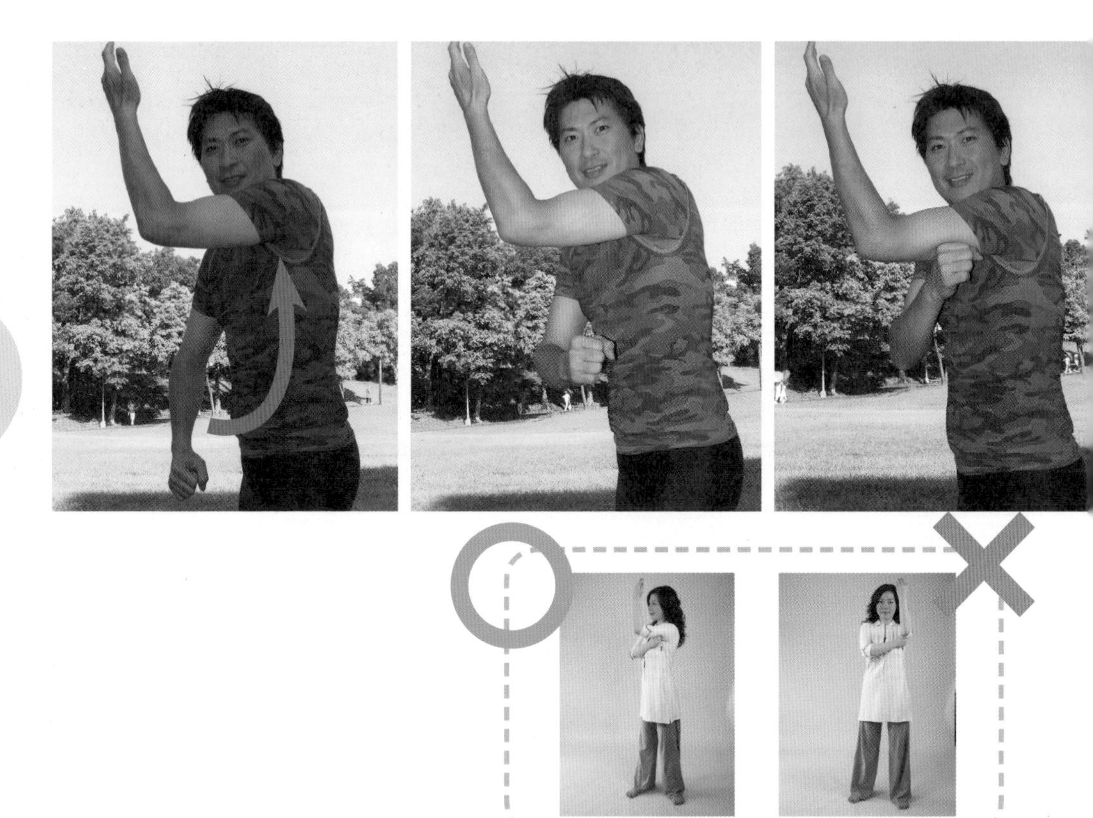

動作技巧：

左手曲肘五指朝上，右手由下向上拋起，以虎拳Tapping上臂外側中線。

老師叮嚀：

Tapping時切忌死死站立不動，以手帶動身體自然擺動，有加速體循環的作用。

TAPPING 膽經

養膽之道：

深夜的十一點到一點膽經值班，很多人在這個時間臉色變得暗沉、精神不彰。膽是屬於清淨之腑，很多人無法熬夜就是因為膽功能不好，臉部容易灰暗。

膽連結中醫所說的「行、氣、神」，即人的體型（過胖或過瘦）、氣色的好壞、膽識（膽大或膽小的個性特徵）。

膽經情緒：

當一個人「憤怒鬱結」時，膽經就不通。自我察覺過度細微的人，超敏感神經很容易受別人影響。平日默默承受一切，一旦膽經的元氣渙散時，會擴張自我情緒，導致容易侵略他人而後悔不已。

關鍵要領：

振盪大腿到胸側，象拳大腿外側中線，接著掌拍腰側、胸側中線，Tapping膽經一分鐘。

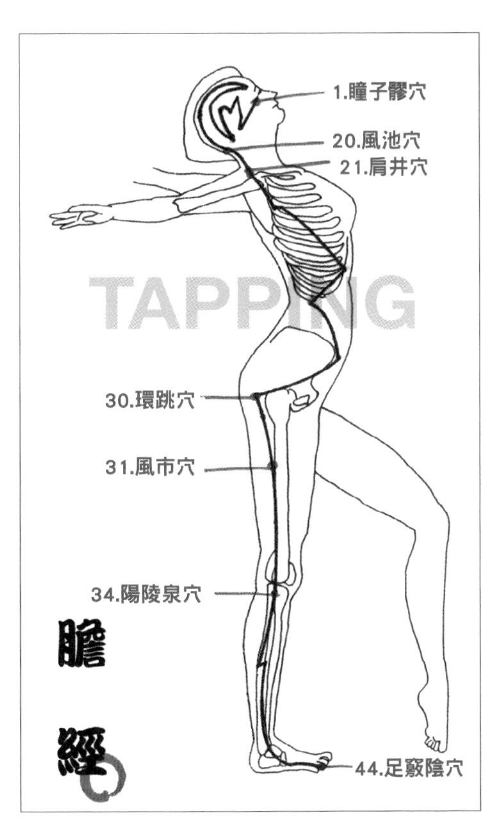

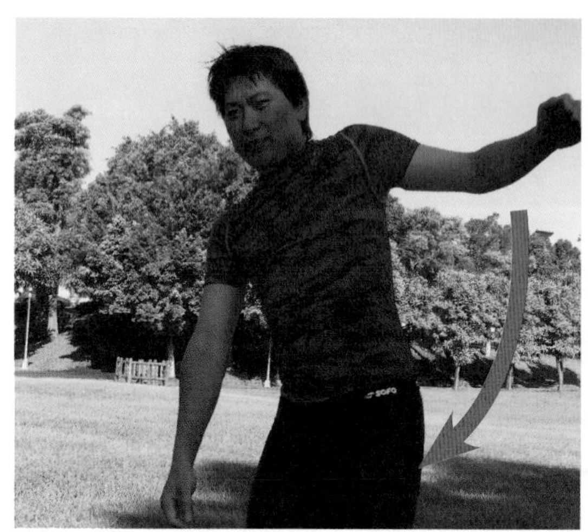

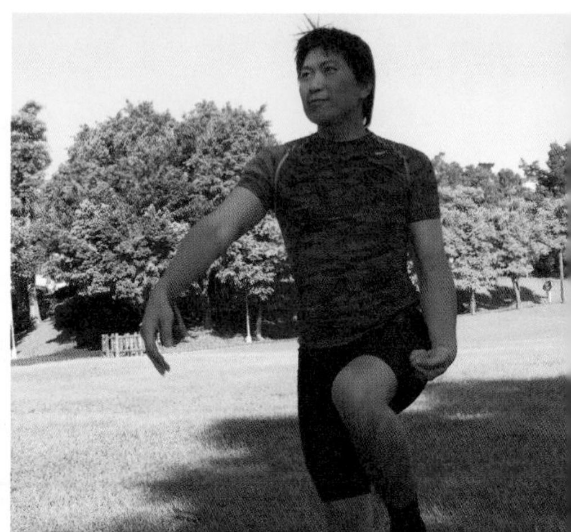

大腿區

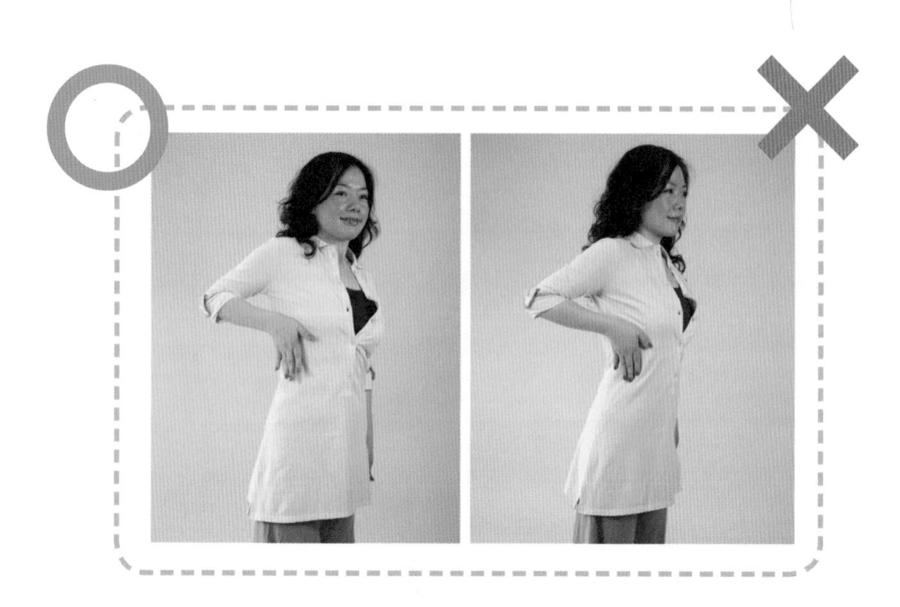

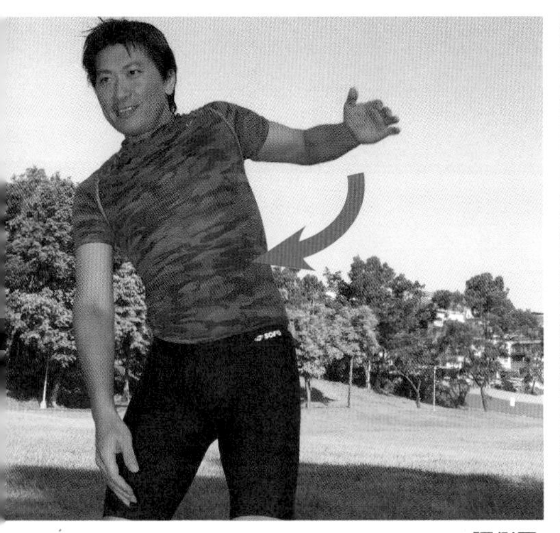

腰側區

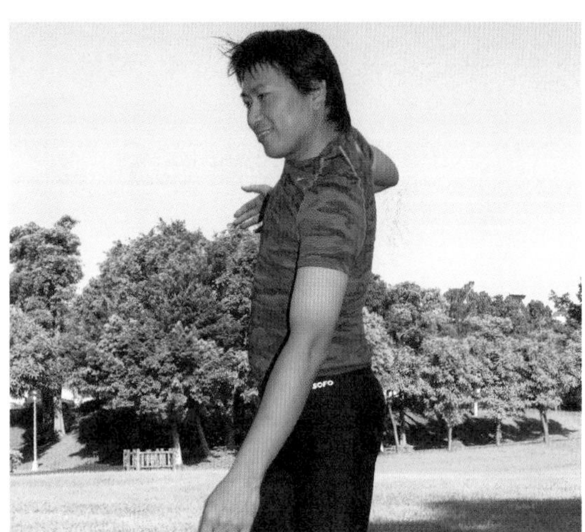

胸側區

動作技巧：

大腿區：左手向左高舉，落下時以象拳振動大腿外側中線，Tapping時同步抬高左腳，右邊動作相同。

腰側區：左手向左高舉時帶動身體向右彎（撐開左胸側），落下時以掌拍振動腰側，右邊動作相同。

胸側區：左手向左高舉時帶動身體向右後方彎（撐開左前脅），落下時以掌拍振動胸側，右邊動作相同。

老師叮嚀：

Tapping胸側時，身體盡量彎曲，手掌可以拍的越高越好，有助於肝臟、膽腑與腋下淋巴的代謝。

TAPPING 肝經

養肝之道：

半夜一點到三點肝經值班。到了半夜如果容易發生頭痛的問題，就是肝火上升，就是肝臟過勞了，同時也代表身體失去了柔軟度，因為肝主筋藏血，如果筋骨特別硬，是因為血無法潤筋，人一僵硬就容易產生頭痛，表示肝臟容易過勞，就要學會如何振盪。

在家時可以平躺振盪肝臟兩脅。到底熬夜到半夜的這個時間會不會造成慢性的自殺，經過我們的臨床，並不至於會引起肝病。因為肝臟的再生能力強，只要懂得保養，就可以讓肝臟瞬間恢復，只要有空常常振盪兩脅區塊，用掌拍可以消除疲勞、放鬆、降火氣，用鳳拳可以補氣，增加肝臟的機能。

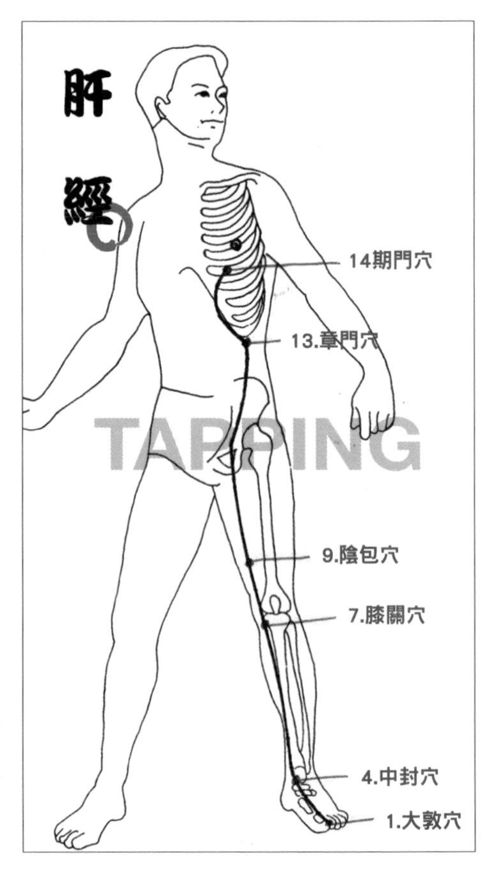

肝經情緒：

當一個人「愛恨對立」時，肝經就不通。極端的個性會造成對抗與矛盾，封閉系統是限制了感情與頭腦的協調，靈魂就像死水一般，不能接收到任何愛的頻率，導致肝經天賦未必能夠發揮而討厭自己與他人。

關鍵要領：

振盪大腿內側到兩脅，虎拳大腿內側中線，接著交叉鳳拳兩脅，Tapping肝經一分鐘。

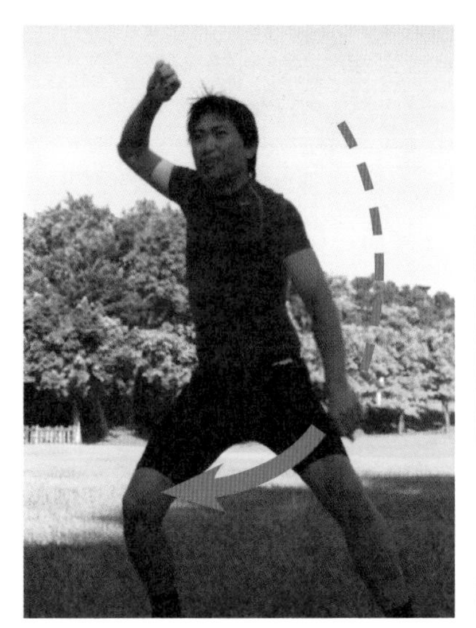
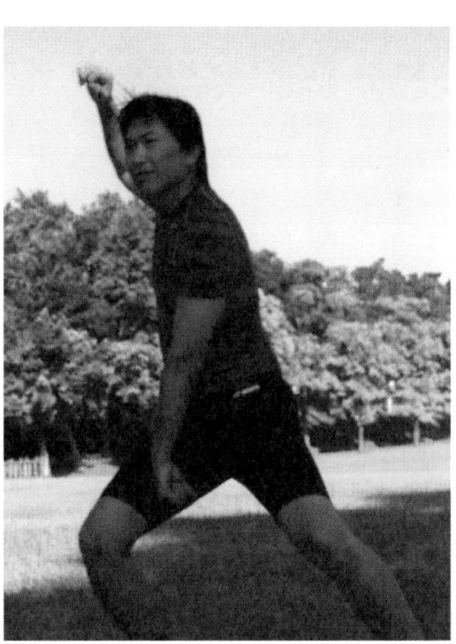

大腿區

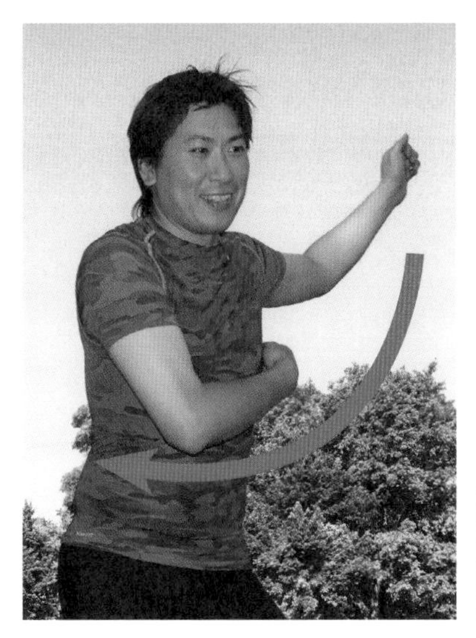
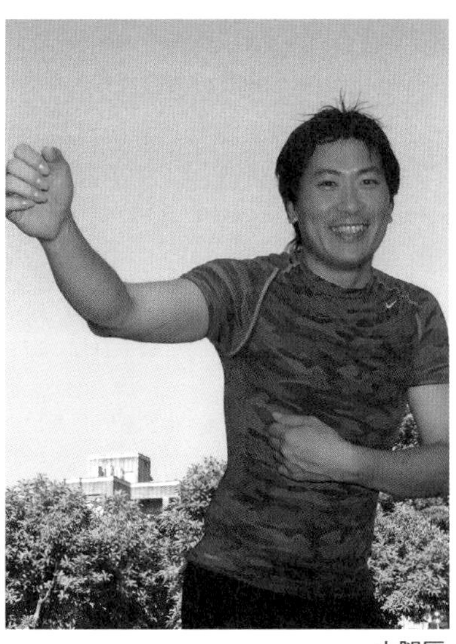

大腿區

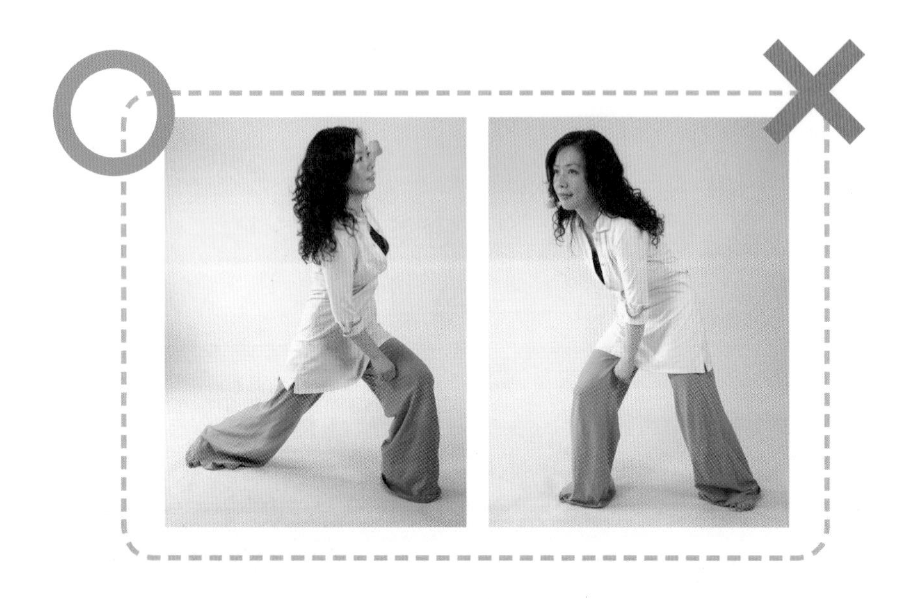

動作技巧：

大腿區：雙腳張開約兩倍肩寬，左手高舉握拳，落拳時身體轉向右邊，同時膝蓋往前下蹲（不超過腳指尖為原則），振動腿部內側中線，右手動作相同。

兩脅區：左手高舉，落下時以鳳拳振動右側胸脅，兩手交替操作。

老師叮嚀：

Tapping肝經大腿區時，身體下壓微蹲，可輕鬆振動到藏在肌肉縫隙內的肝經脈絡，加強臟腑的造血功能。

TAPPING 任督二脈

養任督之道：

任脈主血，督脈主氣，屬於奇經八脈的系統，貯存身體的元氣，可以讓人更健康，影響的範圍主要是脊椎、骨髓、腦髓，任督二脈暢通，人中會比較深長，是氣血足夠的象徵，人的壽命也比較長。

任脈情緒：

當一個人「慾望太強」時，任脈就不通。腹部九條經絡容易阻塞，造成交感神經和副交感神經不平衡，容易罹患失眠、高血壓等慢性病。

督脈情緒：

當一個人「我執太強」時，督脈就不通。背部六條經絡容易阻塞，肢體會沒有彈性的適應各種情況，會導致神經系統、血管系統、經脈系統等都會變得過度硬化，形成要命的急性病。

關鍵要領：

虎拳振盪前胸後椎，由下而上、同步前後，身體左右旋轉的操作分為肚臍以下、肚臍以上、胸口以上各一分鐘，共Tapping任督三分鐘。

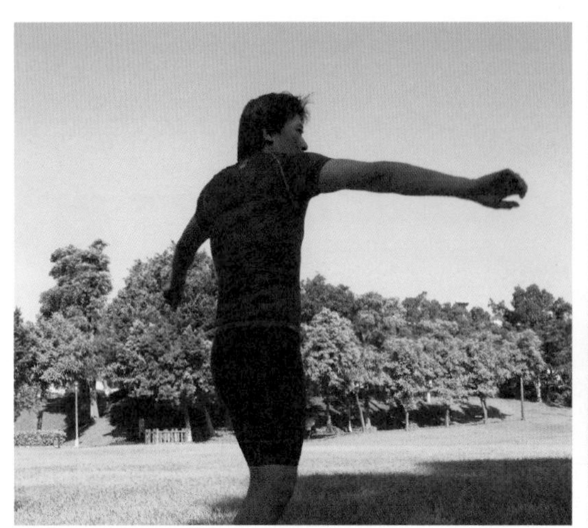

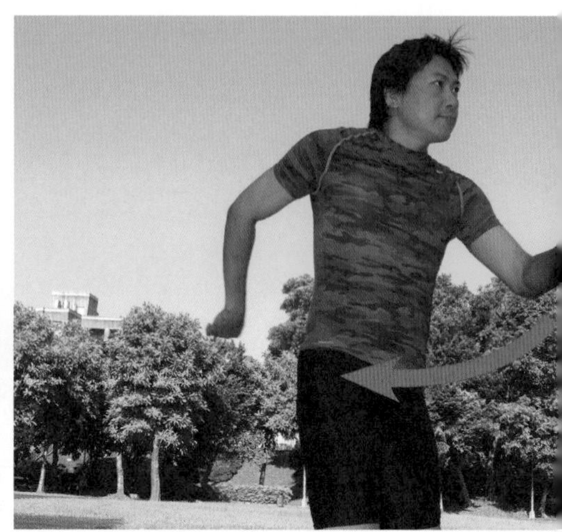

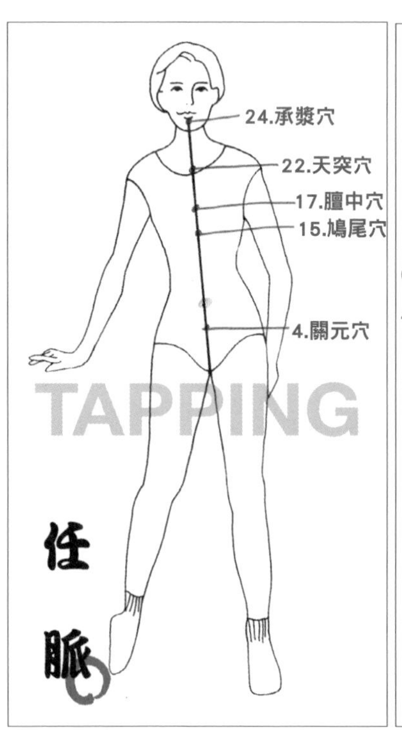
24.承漿穴
22.天突穴
17.膻中穴
15.鳩尾穴
4.關元穴
TAPPING
任
脈

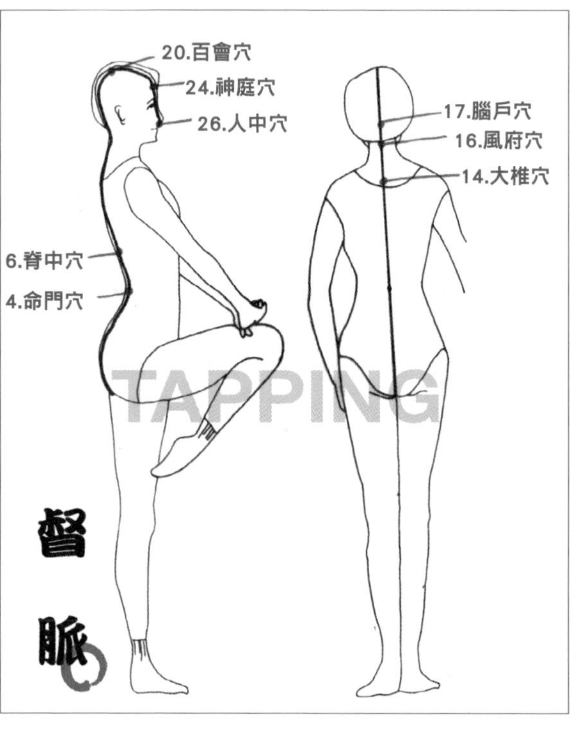
20.百會穴
24.神庭穴
26.人中穴
6.脊中穴
4.命門穴
17.腦戶穴
16.風府穴
14.大椎穴
TAPPING
督
脈

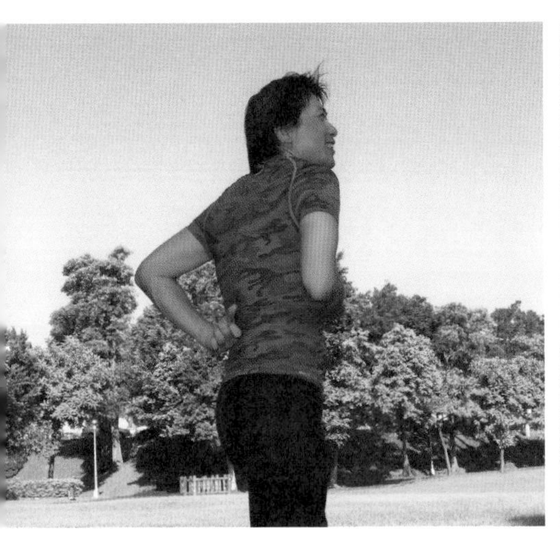

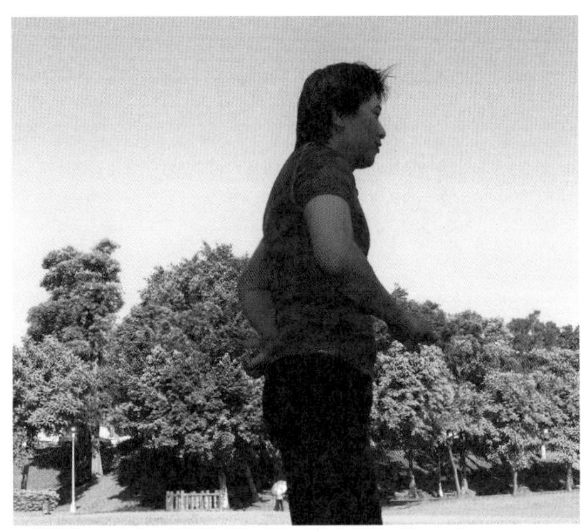

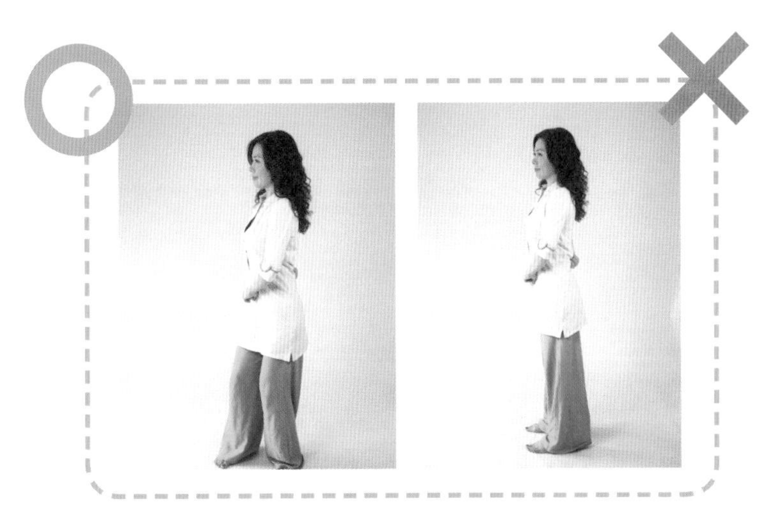

動作技巧：

雙手帶動上半身旋轉，向右轉到極至後左手虎拳振動前側任脈，右手虎拳振動後方督脈，向左轉時則相反，右手虎拳振動前側任脈，左手虎拳振動後方督脈。

老師叮嚀：

上半身旋轉的幅度越大，Tapping效果越好。

TAPPING

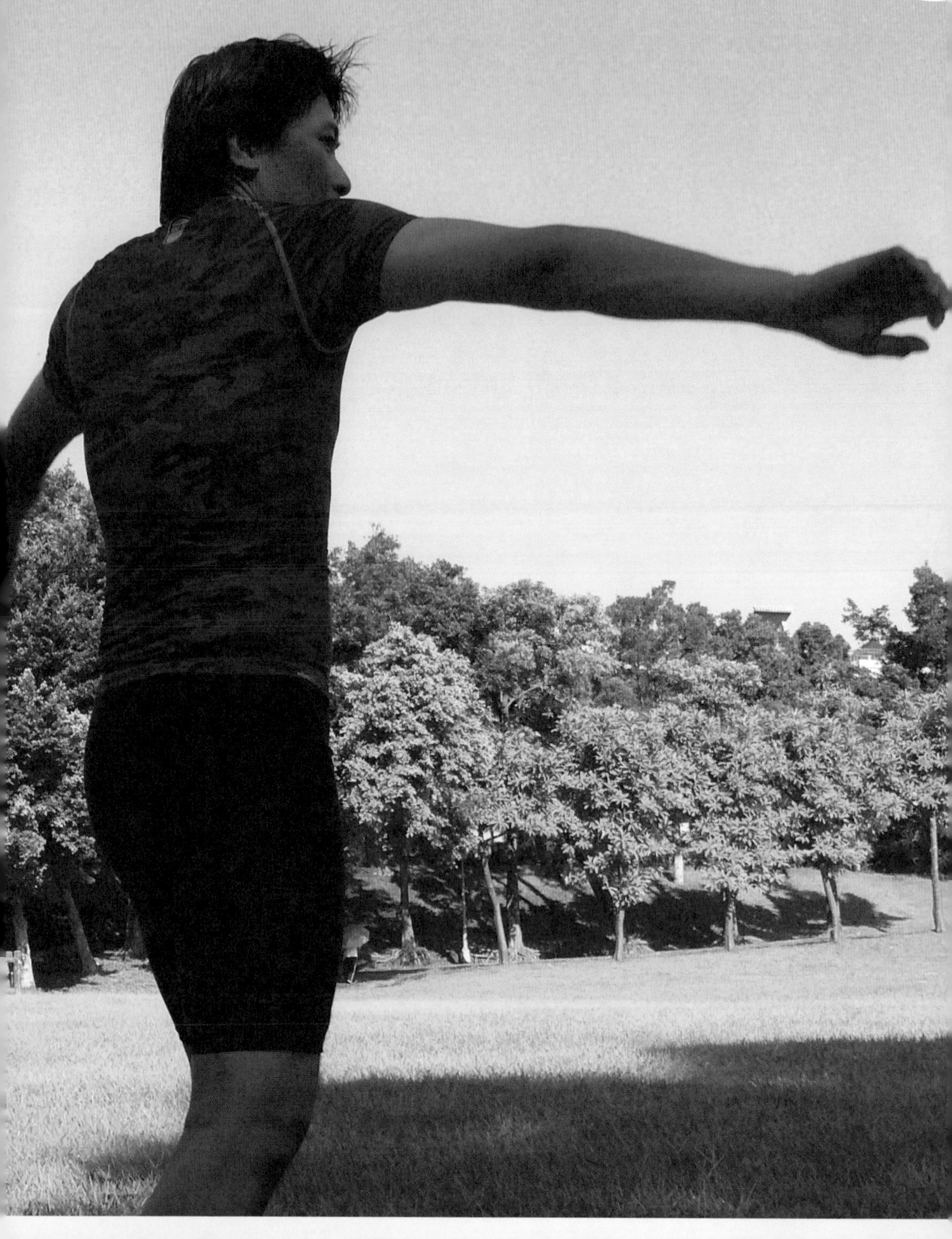

小叮嚀

1. 在室內練習一定要把門窗開啟，讓空氣流通、陽光能夠進入。穿著少量的衣服練習，效果更好（日光浴的TAPPING方式）。

2. 活動的空間越大，氣在體內的振動波效果越好。在越綠、越高、人車越少的區域練習越佳。

3. 如果在戶外，建議不要戴帽子，讓頭頂與大自然接應。

4. 過程中要練習深呼吸。

5. 練習時要保持和諧，因為生氣容易形成經絡阻塞，體內氣足，人就會有定力。

6. 打完之後能多睡就多睡，可以睡多久就睡多久。

7. 口渴就喝水，不口渴就不喝水。

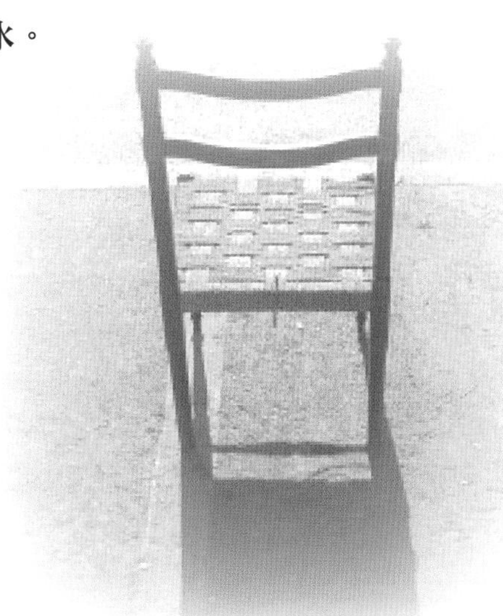

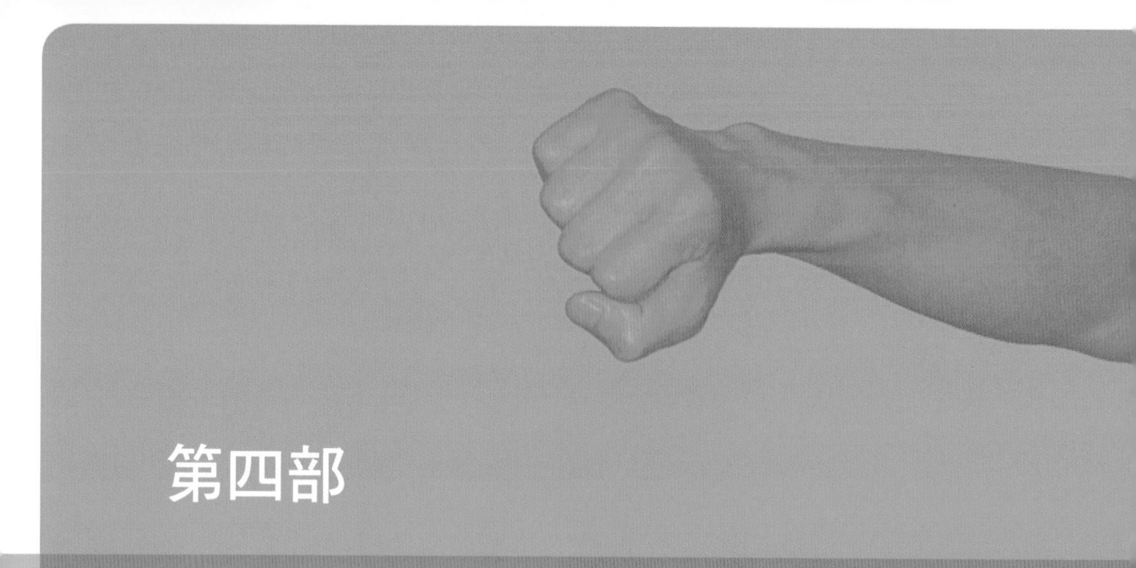

第四部

雙手的療癒 經絡拳律動

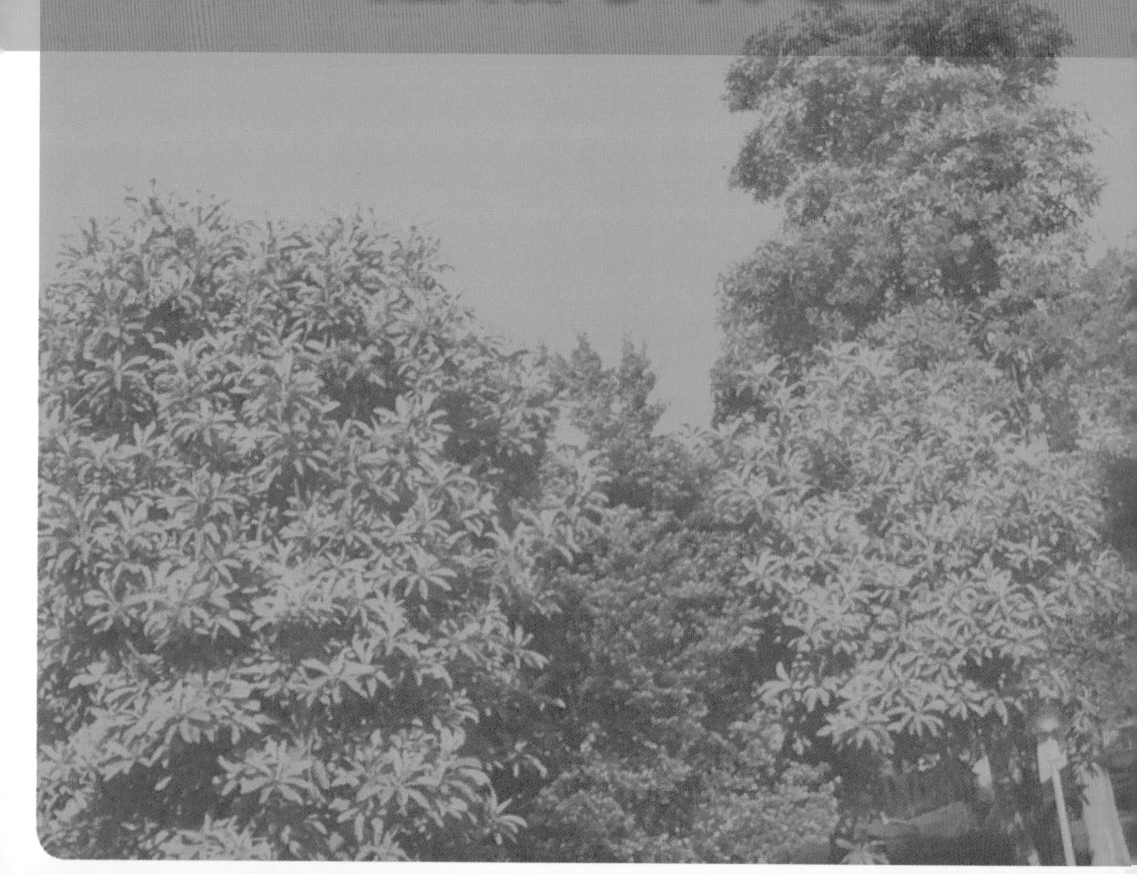

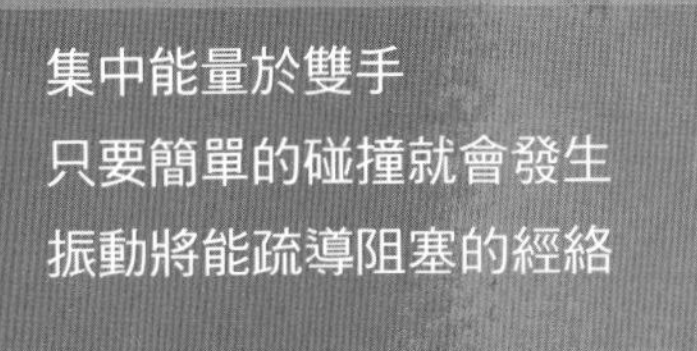

集中能量於雙手
只要簡單的碰撞就會發生
振動將能疏導阻塞的經絡

有句話說痛則不通，通則不痛
半痛就會癢、麻、酸、脹
我們來看動物
豬吃飽了為何背在牆上磨蹭？在打通經絡
猴子為何老是抓癢？在打通經絡
鳥為何在樹枝上啄自己身體？在打通經絡
動物覺得不舒服都能自己馬上解決
那你呢？

有一些勁道又有一點柔雅
我們稱這種生命技巧為經絡律動
請你擺出生龍活虎的架式來振動
碰撞是人類最原始的能量源頭
更是高能量的運動公式

萬人體驗，好

這是一套簡單的自己與自己的律動，經絡拳比一般運動更懂得尊重身體、留心觀察身體，也因為透過了「雙手、經絡、心靈」三者之間，能保持自己或他人身體的觀察與尊重，甚至藉由雙手的探索，發現身體的成長與毀壞情形。

能夠保持對自己的情緒及思考，便很容易產生自覺能力，自覺能力一旦養成就再也不會忘掉，慢慢的從身體的覺醒，逐漸促進心靈的覺醒，並減少人體廢物的堆積。因此，適當地透過練習經絡拳排出或減少廢物的堆積，使身體得到一個全然休息，對延緩衰老無疑是有益的。

持續每天練習TAPPING一次，一年下來任何人都能激發出雙手的潛在治療能量。不論急症、慢性疾病，乃至重大疾病，都會有意想不到的神奇療效。一旦被雙手激發身體的能量，不到一個月的時間，動作與反應都會明顯的改善，對事物的感覺當然也敏銳多了。重要的是：發現雙手的最高價值，竟然是可以控制情緒反應。真是令人驚喜的意外禮物。

同時，這一套身心靈的律動操，是經過十多年的口耳相傳，在全世界數十萬人的體驗證實有效，並博得「安全好用」四字名言，萬人體驗經絡拳，在積極地實行一年後，都說「好」。其中多數人有能力重塑自己的處事態度與情緒，並得到奇妙的愉悅滋味：「全身暖洋洋」、「四肢輕飄飄」、「心情生龍活虎」。

不過經絡律動並非「運動」，而是一種「非自發性活動」，讓練習者隨時恢復精神體力與朝氣蓬勃。在沒有壓力、沒有負擔下體驗經絡拳——Accupunch，這是完全屬於你自己的心靈體操。

在此特別強調，經絡律動操以NO.1手部律動操與NO.5腿部律動操為主，四肢的經絡打通能有效的預防身體的老化，請不要輕忽任何一個細微的動作方法，因為它們都具有獨特意義且影響深遠。

這是一套簡單的自我律動方法，每天隨時操作一次，一來保健身體，增強免疫力；二來診斷身上經絡通與不通，實踐「預防勝於治療」的新文化生活。

神奇運動，打

宇宙中的所有東西都是由能量所構成。因此我們相信，拍拍敲敲的振動身體是活化全身的療癒能量。當雙手的能量點被打開時，透過雙手與身體的接觸，就能將雙手的治療能量流進體內，化育全身的能量場與遍及全身的經絡與神經系統，而使人們得到一種活力與安祥的感受。

經絡拳運動，打是一種能量轉換現象。轉換的基本法則：能量透過兩極來移動。任何力量要轉化為能量，必須產生碰撞接觸，電流必須正電、負電交互運作才會產生，單有正電或負電都不能產生能量。

原理也是如此，身體經絡是靜態的負電極，雙手是動態的正電極，兩極相會就會產生電流般的能量，會產生火花，使兩極之間流動著神奇的生命活力，因而達到身心的平衡，亦是能量循環的動力源。

「打」為何對身體有用？因為產生共振波。但共振必須先有一個主波而引發。血管共振的主波就是心臟壓縮與肺部呼吸。我們身體器官均垂直掛在主動脈上，心、肝、腎、脾、肺、胃、膽等血管，由心臟壓縮血液，衝擊主動脈壁而產生，但四肢血液還是會分配不足。提醒你血液循環是由於血管輕微共振，而非傳統流體動力學理論。

此刻打經絡拳的共振效應，劇烈共振表皮的微絲血管與深層經脈，我稱共振波或共波。共波使血管壁受適當壓力，使血液振動生熱傳遞熱能全身，熱就生遠紅外線，就能治療病痛。若能配合心靜用腹式吐納法，呼吸細長緩慢，每分鐘約四至六次，空氣在氣管內的波動會對身體的免疫力更好。

這種超科學的自療方式，我們稱它為「經絡拳——Accupunch」，有如舞蹈的雙手，帶領我們參加自己與全身各部位的喜悅慶典，奇蹟似的完整治癒全身。

如同幾天前，有學員告訴我們，她的那塊腫瘤已經消失了，走了三家醫院全驗出腫瘤消失了。事後半年了還口口聲聲說「服了經絡拳」。從此，這個學員的生活又多了一個話題——「神奇經絡拳」。其實，我們一點都不會驚訝，因為有太多人揭開了經絡拳的療癒力；這個神奇的方法就等你自己來打開。

打，合身心靈

經絡拳律動是一種正、負兩極交互振盪的活動，不需用腦、不帶意識、不用努力、沒有矛盾的連結，聚合能量，達到微妙的淨身與靜心。兩極之間的振盪，對「身心靈整合」而言是非常有意義的。

當經絡拳啟動經絡系統時，內在潛能逐漸釋放，使血管內的血流聚集而充滿川流的能量，並將潛伏疾病與外來病邪藉由熱能傳導使骨骼流汗到皮表，稱為「骨汗」，長期不運動或習慣吹冷氣的人，藉由經絡拳將能量傳導到骨骼內，將體內「濕寒」逼至體外的一種痛快暢流的汗水，打能代謝掉數十年隱疾，所以可淨化我們的身體。

人類的頭腦慣用「邏輯性」思考，意味著頭腦運轉是以直線式移動，很容易造成執著與衝突。經絡拳律動將生命以正、負兩極交互振盪的方式跳動，並非沿著直線的意識進行，而是彎來拐去反覆繞行負極、正極，成為身心的互動法則。

簡而言之，頭腦相信「一」，它不走相反的那一極，容易拒絕，比較死板。生命相信「二」，所以身心流動比較活，自然能夠寧靜而且充滿生命力，身體律動如同蘆葦，因為能彎下身，所以才能在狂風肆虐下生存。

經絡律動
身對心的超時空治療
集中心念
相信自己
沒有不可能
沒有做不到

只是碰觸
療效將隨時發生
是一種令人難以置信的喜悅
真的

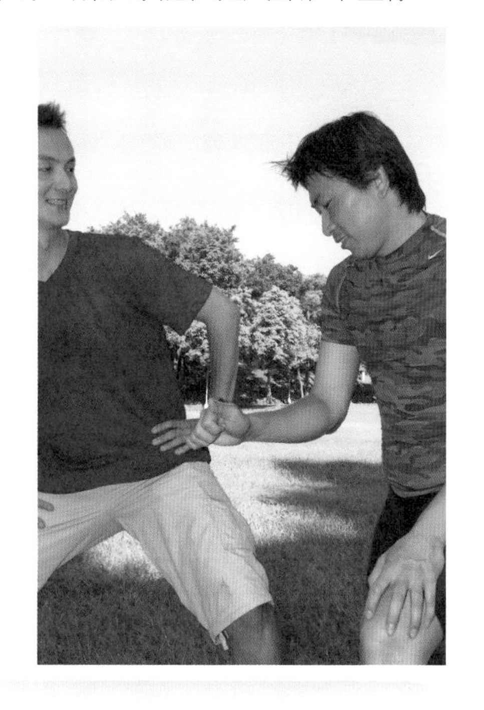

打，放壞能量

身體，是靈魂在經歷現階段旅程非常寶貴的器皿。身體常常毀於長期累積的錯誤習慣。例如：肌肉組織用力不當的錯誤，造成肌肉不協調；使骨骼組織負擔過重的體重，形成骨質流失與變質；還有其他不良因素造成種種的病痛。

藉由經絡拳的振盪出超能量，釋放體內的負面能量，是最適合人體的自然療法。但有些人會產生好轉反應，身體排毒的代謝現象，大約五天內所有負面能量逐漸消失後，身體自然會更好。

有好轉：

身體反應	好轉生理	代謝時間
1、肌肉痠痛	乳酸等廢物代謝	約3～5天消除。
2、皮膚瘀血	血滯打散反應	約5～7天消失。
3、局部腫硬	淋巴作用的現象	約7～14天軟化。
4、關節癢疹	體內毒素排出現象	約5～10天改善。
5、嘴巴口渴	降火氣及消除疲勞	約3天改善。
6、尿便增加	過量是代謝宿疾的好現象，視病情而定。	
7、身體勞累	調整體質	改變體態、放鬆筋骨的調理現象，每三個月一次，一次五天左右。

小叮嚀：

1、嬰兒、孕婦、手術後請勿過度TAPPING。

2、女性月事量多時TAPPING宜輕。

3、由輕而重。不打痛點。保持快樂。

4、各式健身配合TAPPING，效果更好。

盡情舞動你身體

一般運動跑步、游泳、爬山都需要戶外場地，容易造成不同部位的筋骨傷害。TAPPING是一種強化肌肉的同時便可燃燒身體多餘脂肪的「新式運動」，操作方法是隨著音樂振動與擺動頭、頸、胸、肩、手、腿、腹部、腰、臀的律動，打起來不但風情萬種又有瘦身的功效，相當適合全民運動，無論在戶外或室內皆適宜。

宣印學派希望你能在大自然打經絡拳，親近自然界的花草、樹木、大地，與天地自然的訊息能量連結共振，身體不再是軀幹和四肢，而是無限大的小宇宙。TAPPING能夠強化心思和身體的敏銳度，將身心合而為一的訓練；將自己融入大自然最好的方法是與自然相互的節奏和律動。我們相信十五分鐘的活動後，你會找到你個人的天堂，所有疲勞與壓力在不知不覺中消失了。

律動前準備：

保持寧靜空間：請將身邊的電話切換至靜音，避免打斷集中心神的練習感受。

請穿著寬鬆的衣服，以免影響動作，當然最棒的是不穿任何衣物的裸著身體。

注意空氣良好：窗戶一定要打開，遠離風口避免風邪入侵。

創造喜悅心情：運動並不是流汗越多對身體越好，強迫只會造成身體內在的不協調，反而遲緩了健康的收效。因此，保持身心喜悅才是真正有效的活動。

你也可以很完美！

請你穿著有彈性與易排汗的服裝，請勿穿著牛仔褲！馬上體驗經絡拳律動，別再為自己找藉口了！

請打開音響播放你愛聽的音樂，大聲點，配合音樂一邊律動打經絡，對於察覺肢體會更加敏銳，帶動自體療癒時，能調和經絡不平與不足的能量，回到體內繼續前進的力量。

藉由舞動你身體方式找回自己，

讓生命能量能夠有機會甦醒。

盡情舞動你身體！

YES，

就是現在……

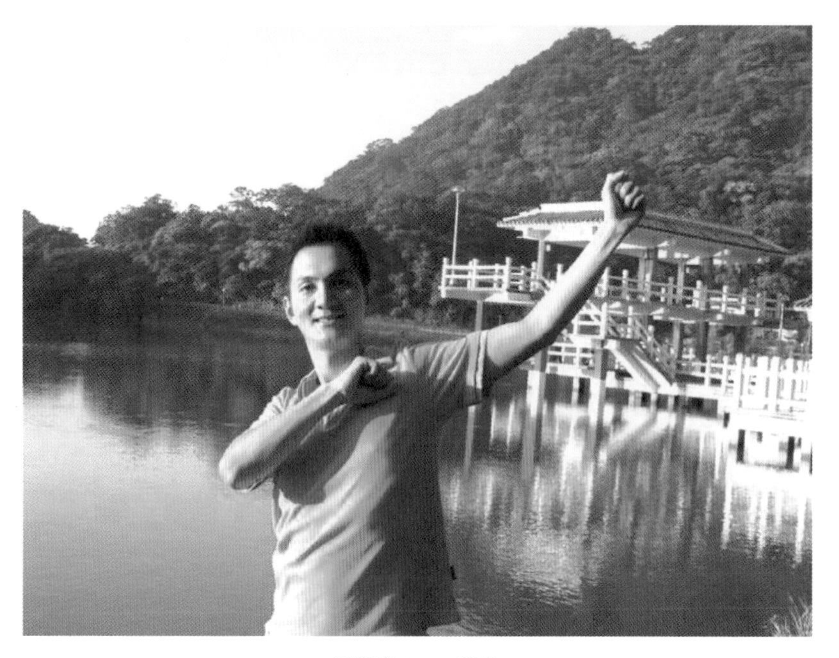

示範者 Henry 行者

NO.1 手部律動操

碰到事情不想做或懶得做的時候，雙手自然無力，不想活動，同時腦意識也顯得消極與悲觀，原因正是人類的「手腦一體」。手不動則腦部活動停滯，猶如行屍走肉一般，手、腦一致才能讓整個生命躍動。

我們必須用手和腦做事且用心做人，透過雙手的實踐，證明我們真的是用心在每個當下。學習TAPPING的人，平日常活用經絡拳工具，手一活動，腦亦會跟著活動起來，使手力與腦力整合，避免老年癡呆的發生。

因此，打通手部亦是打開腦部能量，能夠認識身體、解放心靈的枷鎖，使手腦合一的積極行動、積極思考、積極創造！

可以幫你：

手部律動操，能養成積極行動的習慣。

可以舒緩：

關節痠痛、肩頸痠痛、手無力、咳嗽、感冒、心臟病、高血壓、輕度中風等。

動作解析：

身體律動・雙手振動，Tapping手部內側三條經脈，龍拳律動肺經、龍拳律動心包經、虎拳律動心經，由上而下，律動約兩分鐘。

Tapping手外側三條經脈，龍拳律動大腸經、虎拳律動三焦經、虎拳律動小腸經，由下而上，律動約兩分鐘。

龍拳肺經

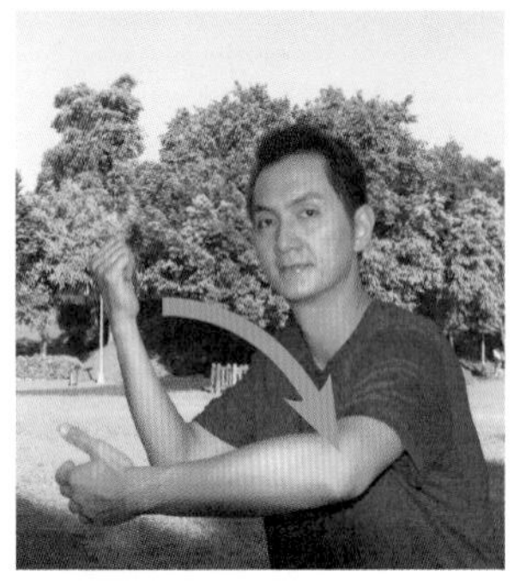
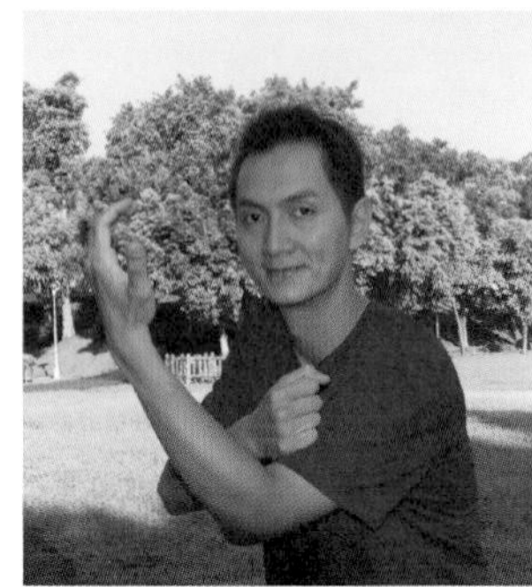
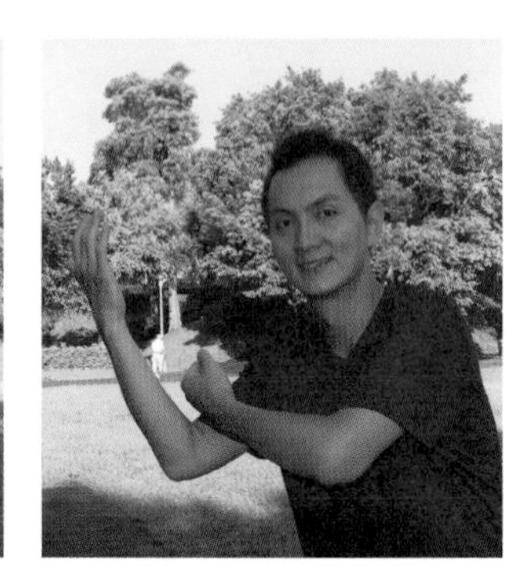

動作技巧：

用身體帶動握拳的一手打向另一手，拳頭由斜上方落下，左右擺動地打在上臂的內側上緣。

龍拳心包經

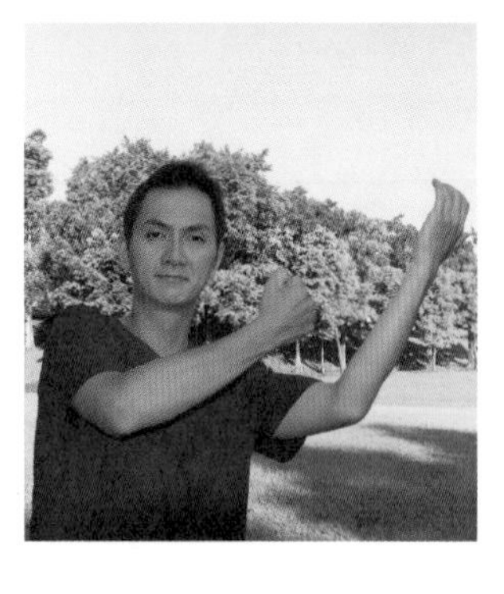
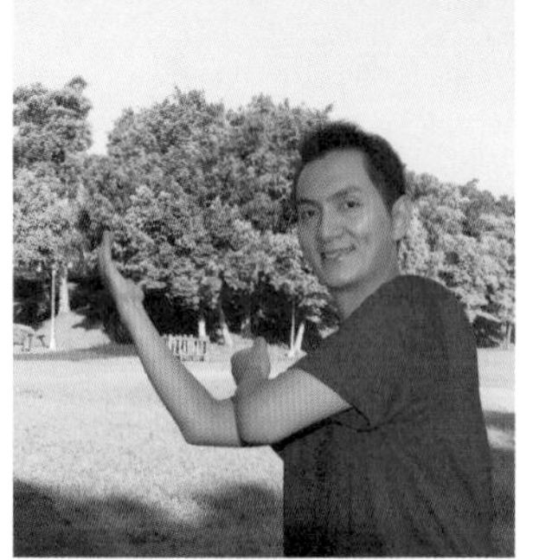
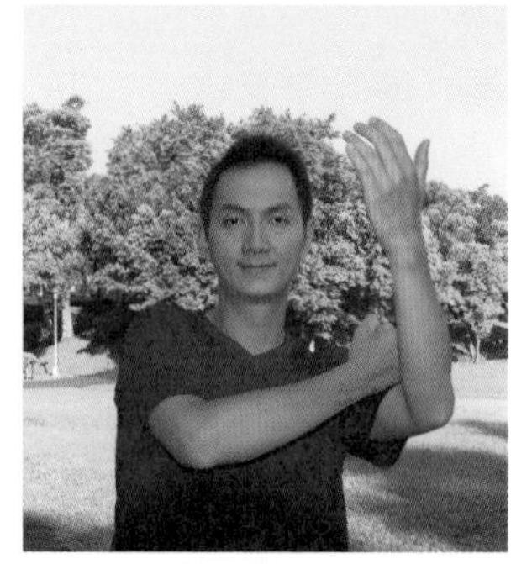

動作技巧：

用身體帶動握拳的一手打向另一手，左右擺動地打在上臂的內側中線，約在手臂的二頭肌處。

虎拳心經

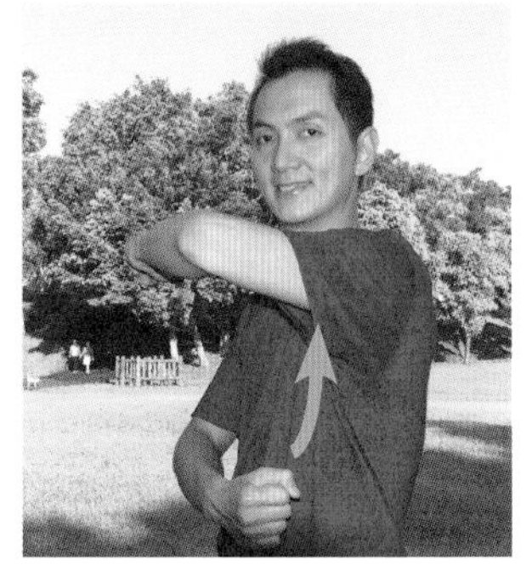
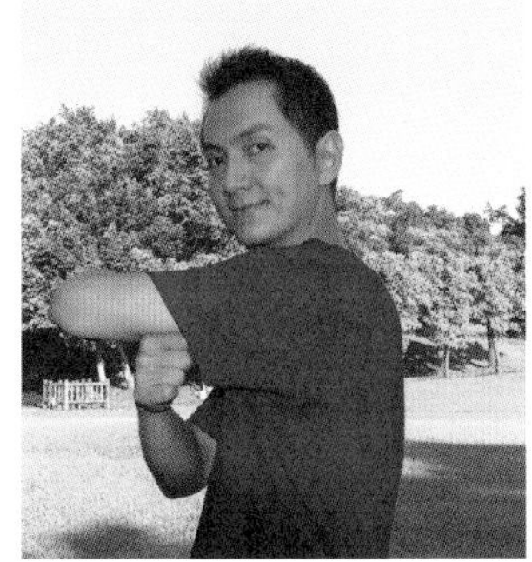
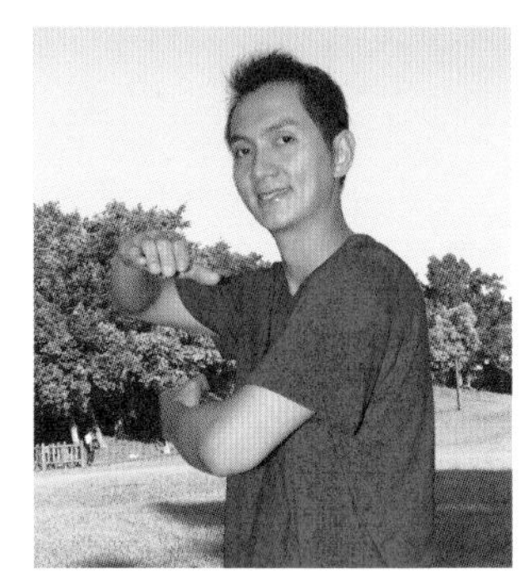

動作技巧：

用身體帶動握拳的一手由後方向前打向另一手，左右擺動地打在上臂的內側下緣。

龍拳大腸經

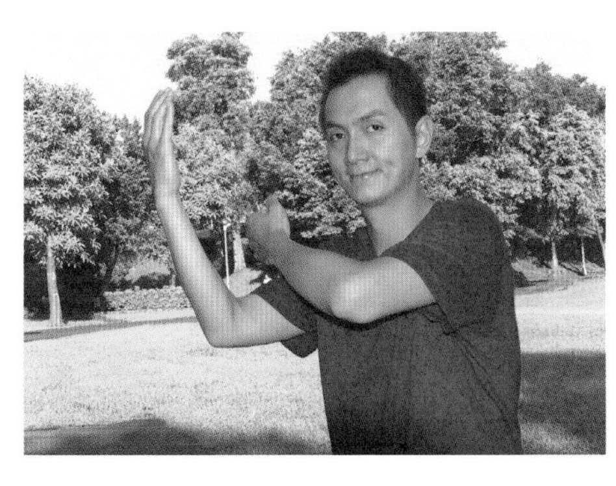
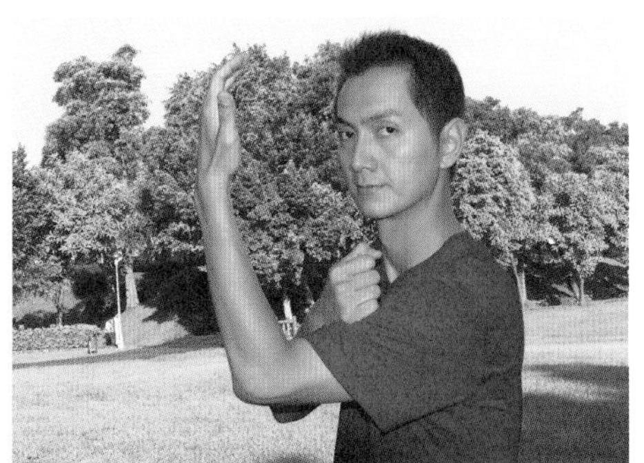

動作技巧：

用身體帶動握拳的一手由斜上方落下打向另一手，左右擺動地打在上臂的外側上緣。

虎拳三焦經

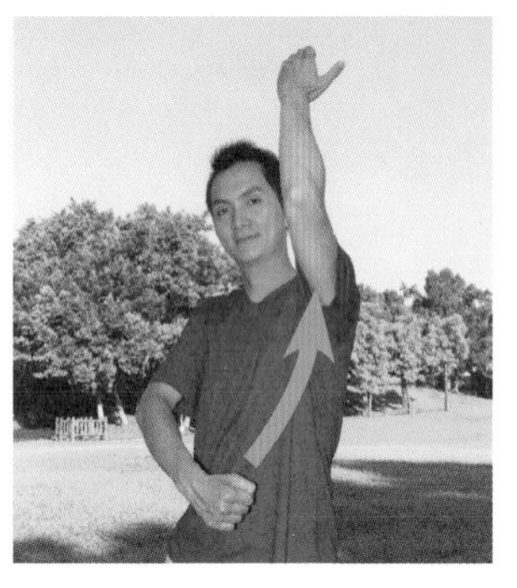

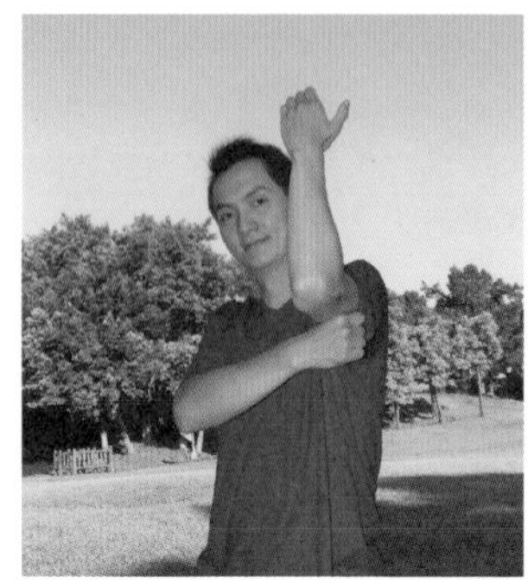

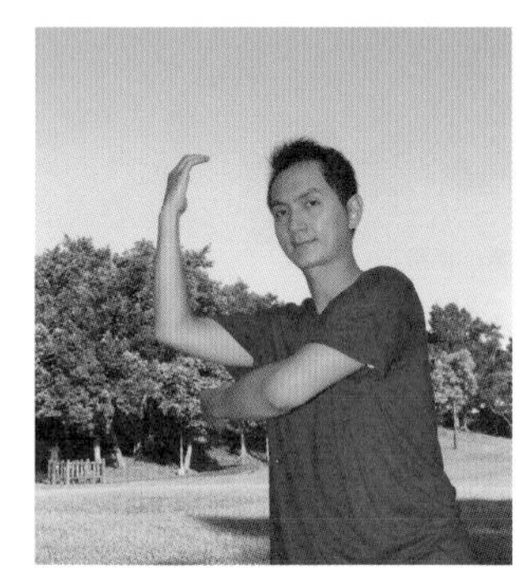

動作技巧：

用身體帶動握拳的一手由正下方打向另一手外側中線。

虎拳小腸經

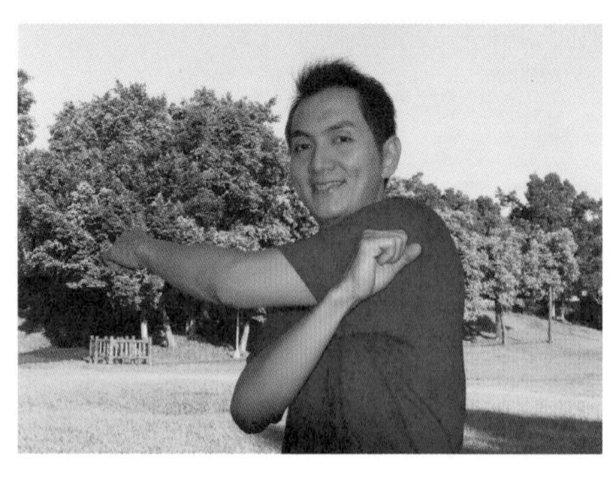

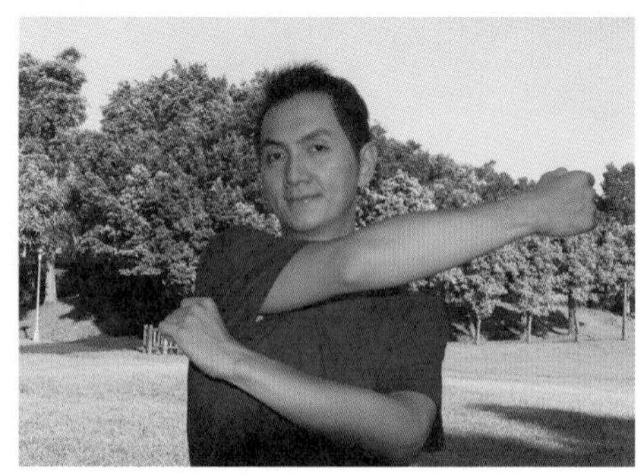

動作技巧：

用身體帶動握拳的一手由後方向前拋，拉回打向另一手上臂的外側下緣。

NO.2 肩部律動操

緊張，是我們在生命當中最常碰到的問題。因為緊張代表煩惱、焦慮、憂愁、痛苦以及負面的一切。我們用「緊張」來代表這一切，而緊張的第一步皆由我們的肩膀呈現出來。

工作的時候，快快做或者慢點做，都一樣能夠達成目的。但是，急忙地趕著做，達成後卻可能衍生出許多問題。速度放慢些，雖然會有時間上的問題，但結果可能是更精準的完成工作。壓力本來就存在的，只要你做就有壓力，那又何苦在壓力當中創造自己個人生命的緊張呢？這也就是我們每一個人所必須學習放下的地方。

例如：生兒育女必須在母體孕育約280天，在這280天之前呢？必須受孕成功，不能受孕代表本身與孩子沒有因緣，所以不必因為未能受孕而緊張，愈緊張愈不容易受孕，即使受孕成功而生了孩子，緊張也會因而延續，於是造成了下一代的許多潛在疾病。

緊張是極為容易感染而且是會渲染的。一旦渲染開來，接著就是周邊因緣反射回來的更加緊張。態度從容大方的時候，你知道嗎，每一個人對待你的反應就是從容大方。同樣的道理，當你以喜悅心情面對的時候，每一個人對待你的方式也將是喜悅心情。

一個有修養的人，態度必定是從容的。從容而不緊張的面對一切事物，才是真正的不自私，因為緊張的時候，代表我們內心存著自私的想法。所以，不要小看緊張，它代表自己對要求目標的渴望達成，以心理學角度而言就是自私。

打通肩部就是釋放壓力的放鬆再放鬆，消除緊張、消除自私，輕鬆地承擔任何責任，也能夠輕鬆地放下責任，無私無求，喜悅而自在。

於是，我今天願意放下執著，不再責難自己，也願拋開一切不能寬恕他人的想法。

我也將致力於幫助別人變得更優秀，不再為了打倒對方而努力。我發現我改變了，我允許自己放掉肩上的負面情緒，不再扛著衝突的意識，於是肩膀自然放鬆了。

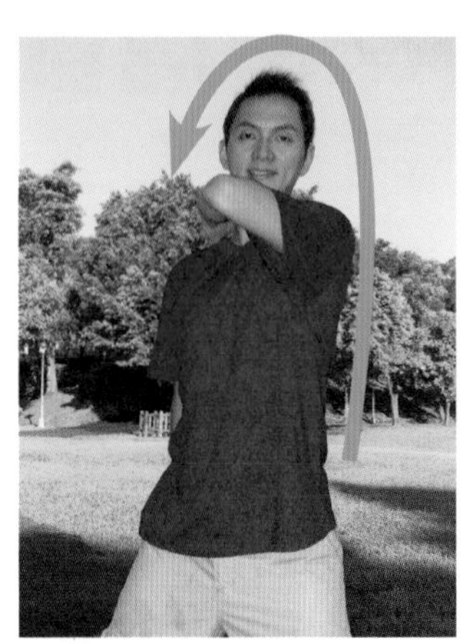

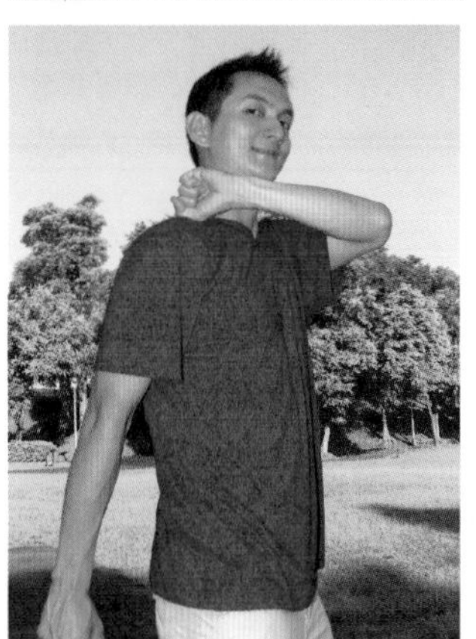

可以幫你：

肩部律動操，能消除身心的緊張。

可以舒緩：

肩部痠痛、血壓異常、精神分裂、五官疾病、全身疲勞、轉動失常、駝背、睡不飽。

動作解析：

身體律動・雙手振動，Tapping頸肩上的經脈，虎拳律動三焦經，由慢而快，律動約一分鐘。

動作技巧：

用身體帶動左手（利用膝蓋將身體、手臂拉起）由下方向右上方撈起，打向右邊肩膀，右手操作技巧相同，左右交替練習。

NO.3 背部律動操

背部常常背負著我們一生的責任與壓力，我們透過背部承擔每一個生命。我們不能彎腰駝背的像動物一般，必須抬頭挺胸地做一個真正的人。

人生的不如意很多，而且往往不是個人的努力就能夠改變，可能是因緣不足，也可能是個人努力帶有慾望而無法得到他人的認同與支持。學習釋放掉這樣的社會壓力，重新調整，我們應該還可以創造出更好的因緣來學習無拘無束的互動與愛。

釋放壓力，釋出內在不成熟的部分——不成熟的責任、不成熟的使命、不成熟的承諾、不成熟的生命等等，讓生命有一個新的開始吧！

必須注意的是，背部有膀胱經的穴道與內臟所屬分佈的神經節經過，膀胱經的穴道有聯繫脊椎與五臟六腑等器官的功能，所以器官病變常由背部穴道反應出來。因此，提醒大家要經常律動背部。

可以幫你：

背部律動操，能釋放身體的一切疼痛。

可以舒緩：

感冒發燒、後腦疼痛、心肌梗塞、肝病、糖尿病、胃痛、氣喘、胸悶、情緒不佳等。

動作解析：

身體律動‧雙手振動，Tapping脊椎與後背周圍經脈，背拍交叉律動膀胱經、虎拳律動督脈，由下而上，律動約一分鐘。

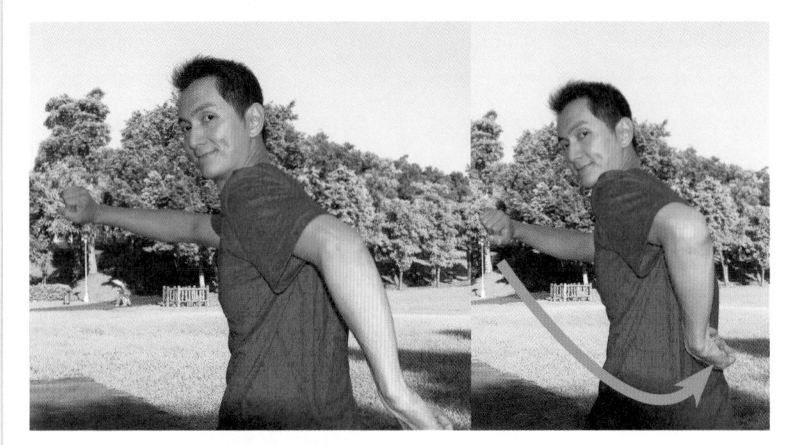

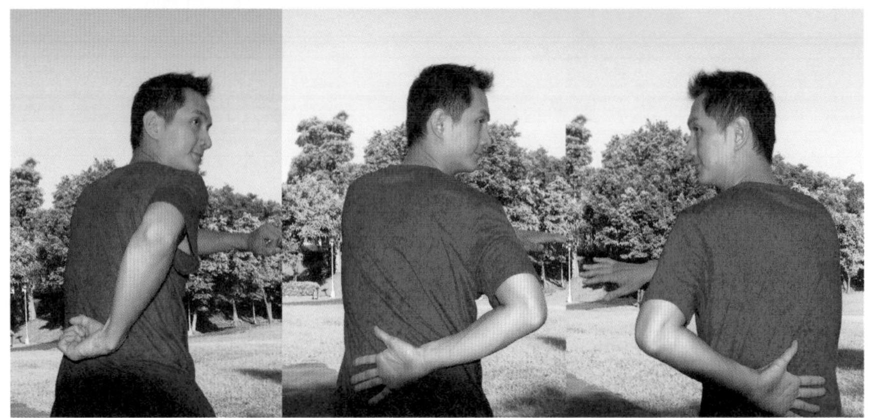

動作技巧：

律動膀胱經時，用腰部帶動掌背轉動到身後，打向另一側的膀胱經上，左右旋轉操作。律動督脈時則改用拳心振動在脊椎上。

NO.4 腰部律動操

腰部是我們的生命中樞，主要重點在腹部的肚臍，以及背面的命門。

肚臍，是我們出生前與母體連結、維繫生命的門戶，代表著生命的開端。出生後，命門是我們主要的能量輸入口，能量由此進到腎臟，讓我們的氣血能夠全身暢通。

腰部卡住了，代表生命失去熱情的時候，對待一切人、事、物都會有所距離，然而對人保持距離將會造成傷害。因為，人是不能有距離的。例如：夫妻之間，如果沒有腰部的親膩互動行為，就會產生距離，情感的維繫顯然薄弱。

腰代表了與人接近的第一步。與人接近的開始是腰的行動，而不是腳。腰部充滿活力的時候，雙腳自然充滿了行動熱力；腰部不動的時候，雙腳會顯得遲緩、無力，生命終將冷淡而漠然。

打通腰部，讓我們能夠很快樂地接近最親近的人；同時也能夠接近陌生人，給予他們熱情與關懷。所以，活動腰部若不痠不痛者，大都為人熱情而充滿生命活力。

可以幫你：

腰部律動操，能提高熱情活力。

可以舒緩：

腰痠、排便不良、消化不良、元氣不足、腹脹、月經不順、腎臟病、內分泌失調等。

動作解析：

身體律動・雙手振動，Tapping腰椎經脈，鳳拳律動督脈與膀胱經，輕鬆律動約一分鐘。

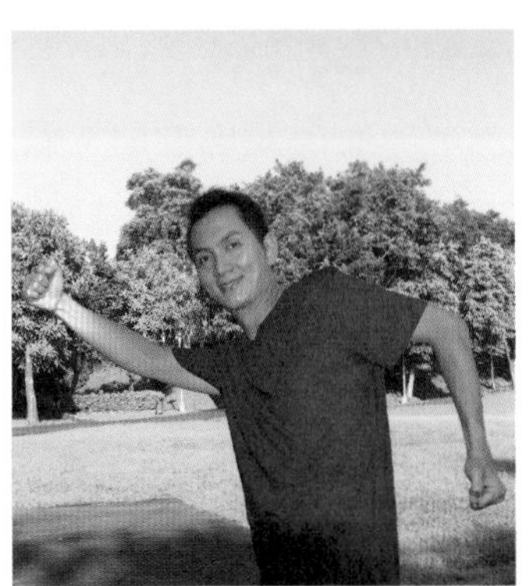

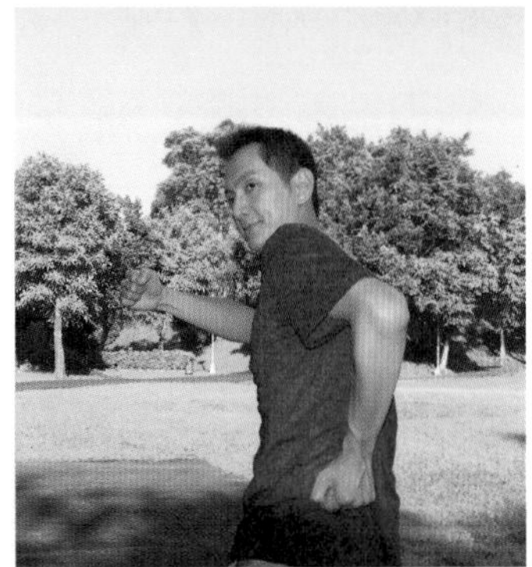

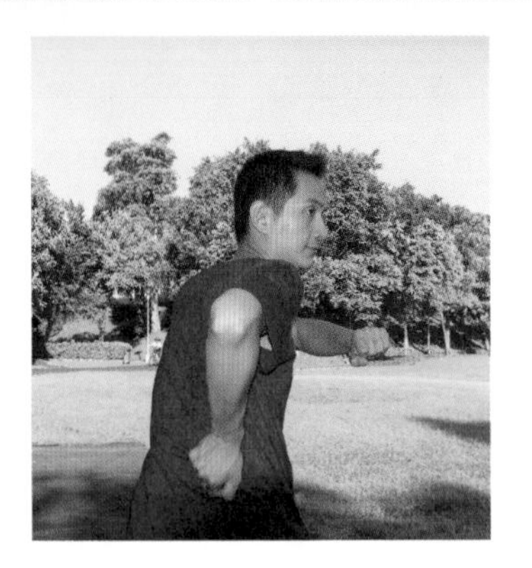

動作技巧：

律動時，振動技巧與背部相同，只需改用鳳拳操作。

NO.5 臀部律動操

很多人對「原始能量」可能不太清楚。我們透過臀部創造生命、延續生命，在這樣的過程中，該如何將我們的生命變得更有價值呢？

年紀大的人臀部會萎縮、下垂，代表著原始能量已耗用殆盡。當我們的能力與思想開始退化的時候，會傷害原始能量。所以身形佝僂、老態龍鍾，所面對的就是萎縮與痛苦，最後沒有尊嚴地死亡。

所以每一年都有數百萬人死於寂寞與苦惱。

透過經絡拳的方式，不但能夠讓我們的臀部充滿能量，而且還能夠創造出無限的能源。例如：身材比例臀部較大的女性，是比較容易創造的；孩子就是一種能量，也就是中國人常說的：「臀部大的女性比較會生。」

這裡，我們強調圓潤的正面能量，如此，在人前所展現的就是喜悅、快樂，對人充滿生命力的呈現，並可消除堅硬、緊繃等生命萎縮傾向及釋放比較、分別、畏縮等負面能量。

臀部誠如生命的本然顯現，男女都是一樣的，代表了個人的本性與本能，涉及個人的修養，這就是生命吸引人的地方！所以，一定要有愛才能夠釋出愛，有愛的人才能得到他人的愛。

可以幫你：

臀部律動操，能開啟原始的巨大能量。

可以舒緩：

坐骨神經痛、痔瘡、便祕、經痛、攝護腺肥大、生理不順、腸疾、頻尿等。

動作解析：

身體律動・雙手振動，Tapping臀部經脈，虎拳律動臀部的坐骨，由輕而重的律動約一分鐘。

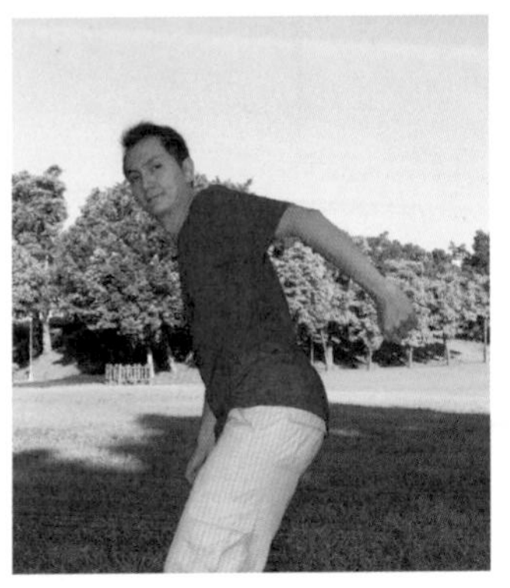

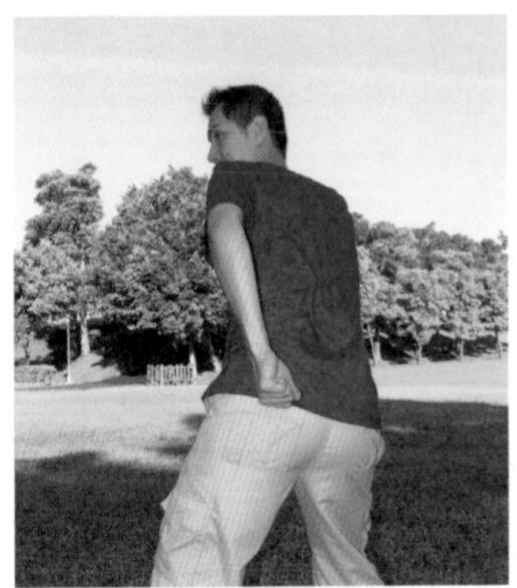

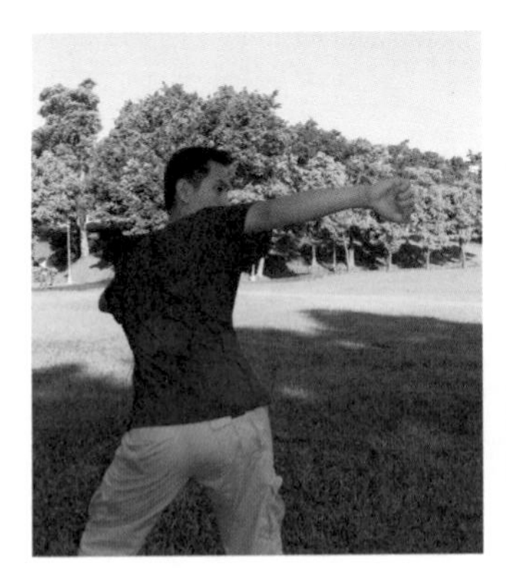

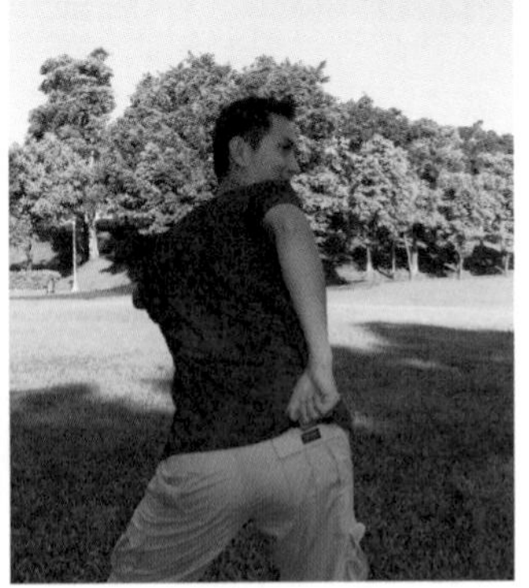

動作技巧：

律動左臀部時，將左臀向左邊翹起，身體微向右彎，一邊左右擺臀一邊振動。

NO.6 腿部律動操

腿部首重的不是長短或肥瘦，而是力量與彈性，也就是所謂的活力。腿對我們是太重要了。例如：有人習慣翹腿並抖動，代表他因為生命沒有定位而不安，不安造成想法與行為的經常改變。

腿部有力量、有彈性代表著生命定位清楚，所走的路是健康的人生大道。如果出現痠痛現象，生命就必須重新定位並修正。

修行者盤腿而坐，生命穩當而安定，並透過這種形式幫助他人，這是一種非常好的學習方針。我們鼓勵大家以這樣的精神著手，其形式可以當做實踐的參考，但絕不是唯一的依歸。

經絡拳能夠讓我們達到同樣的效果，保持能量的柔暢，生命自然而然持續正向發展，因為定位清楚而得以圓滿人生的理想。

可以幫你：

腿部律動操，能幫你強化自己的定位。

可以舒緩：

關節痠痛、腰痠背痛、呼吸不順、臟腑機能失調、新陳代謝失調、痛風、類風濕症、水腫、結石等。

動作解析：

身體律動・雙手振動，Tapping腿部外側經絡，龍拳律動胃經、虎拳律動膽經、虎拳律動膀胱經，由上而下，律動約兩分鐘。

Tapping腿部內側經脈，龍拳律動脾經、虎拳律動肝經、虎拳律動腎經，由下而上，律動約兩分鐘。

龍拳胃經

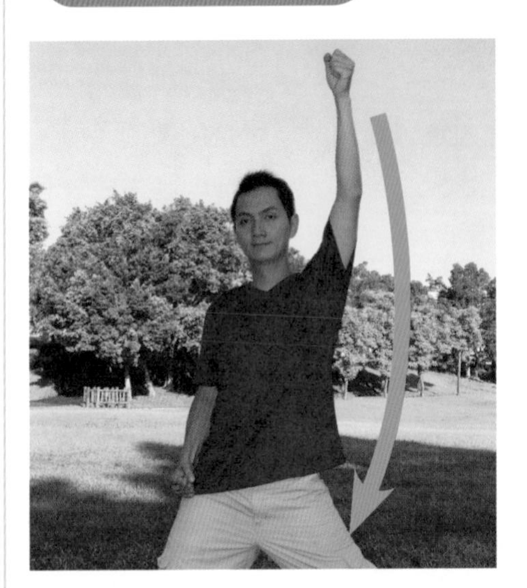

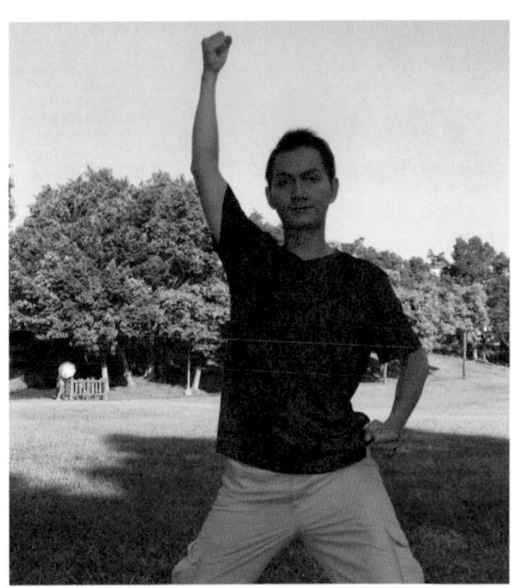

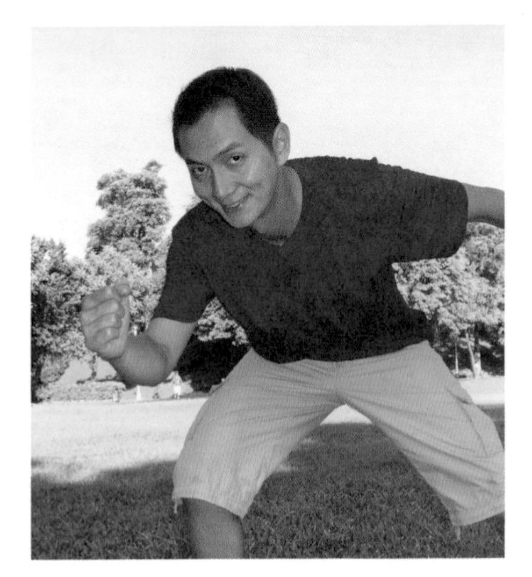

動作技巧：

雙腳大於肩，律動時手拉高，身體像鐘擺一樣左右移轉重心，振動大腿、小腿上緣外側。

虎拳膀胱經

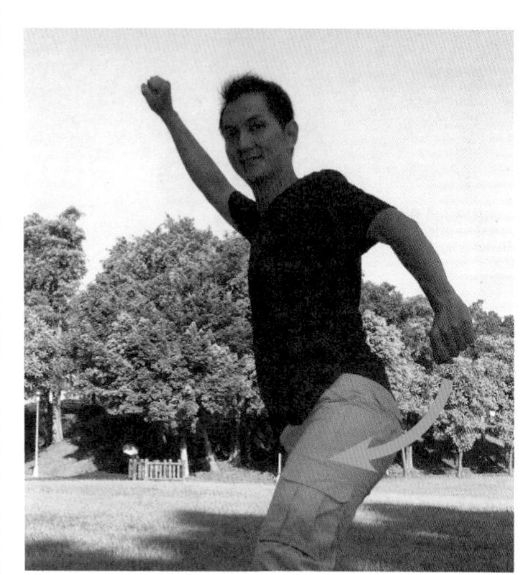

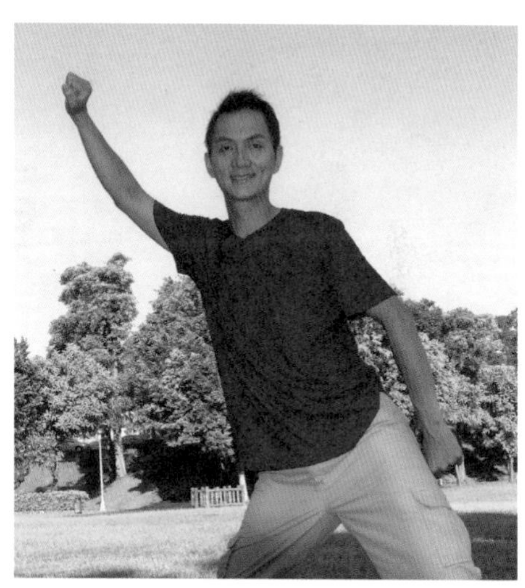

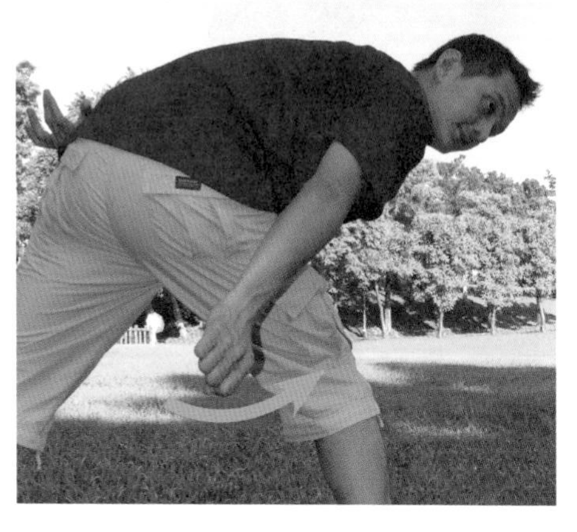

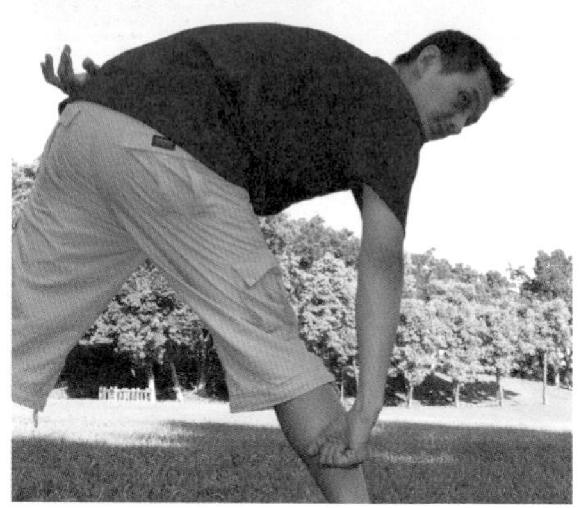

動作技巧：

雙腳大於肩，律動時手拉高，向身體後方落拳，振動大腿、小腿正後方。

虎拳膽經

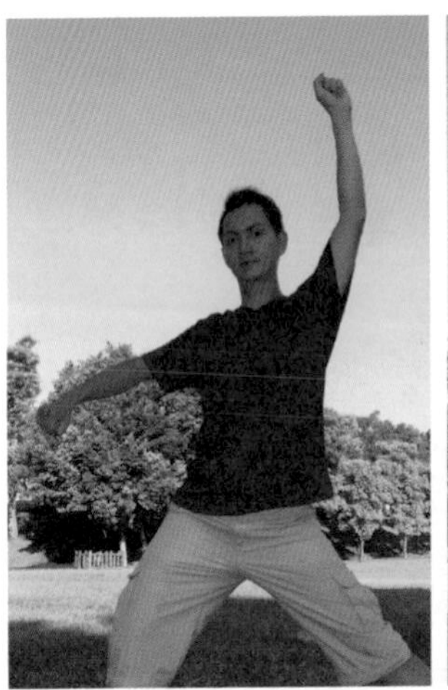
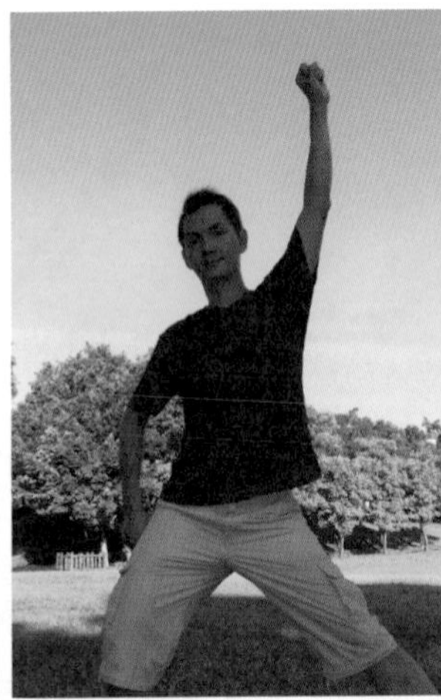
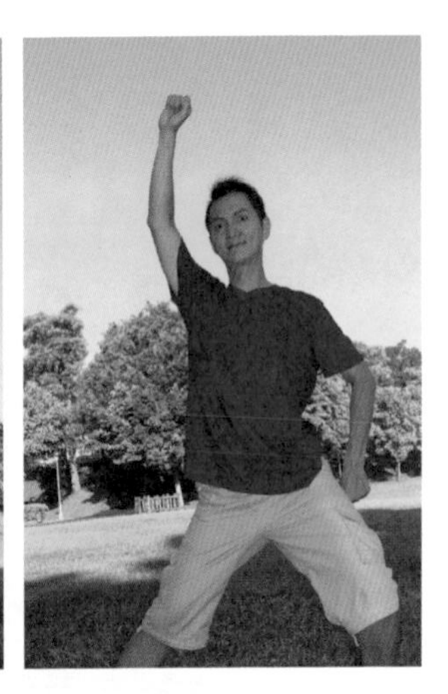
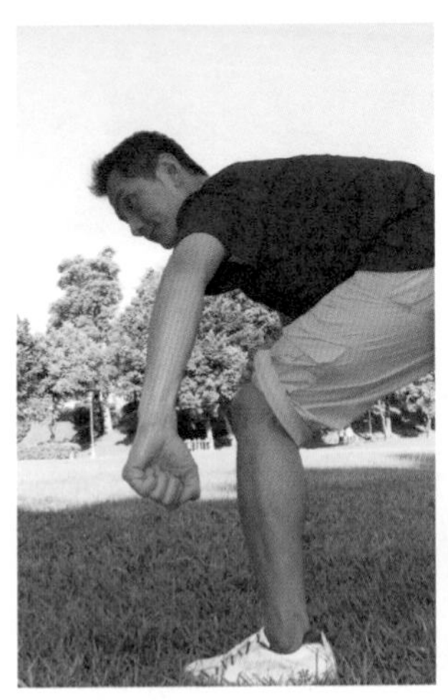
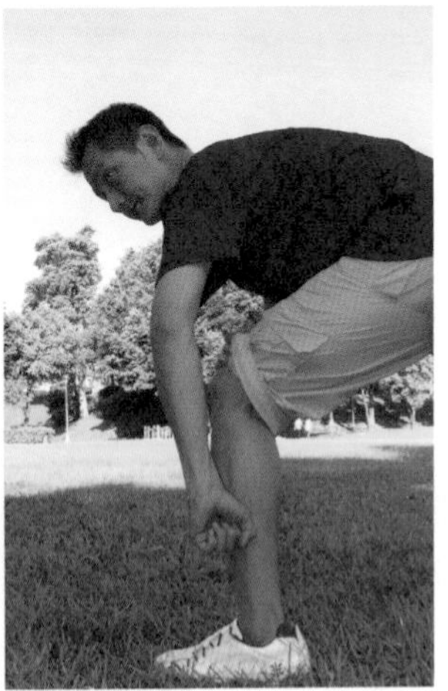

動作技巧：

雙腳大於肩，律動時手拉高，由身側左右邊落拳，振動大腿、小腿正外側。

龍拳脾經

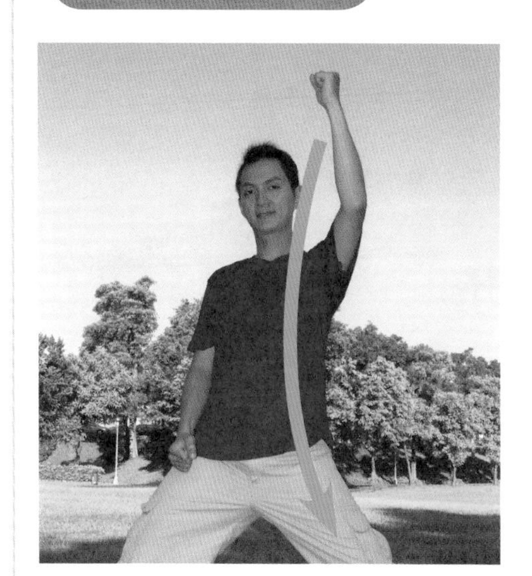

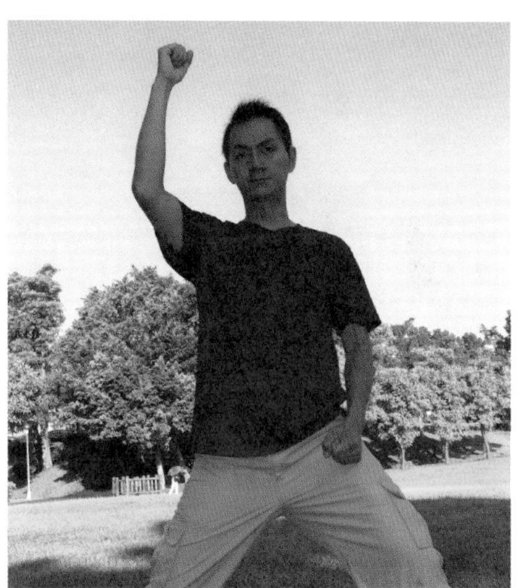

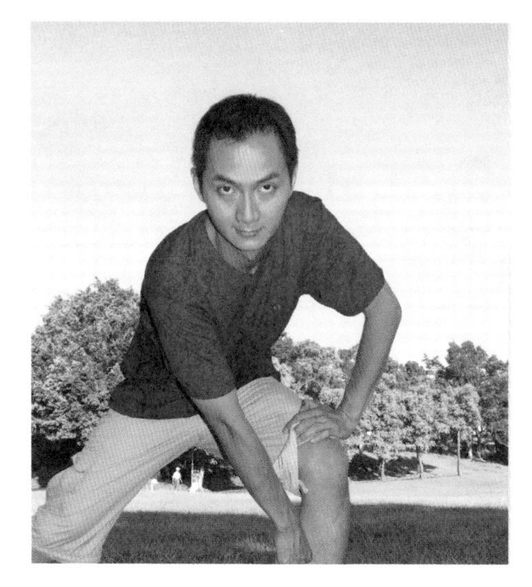

動作技巧：

雙腳大於肩、腳掌外八，律動時手拉高，同手同邊垂直落下振動大腿上緣內側。小腿則用另一手以虎拳振動。

虎拳肝經

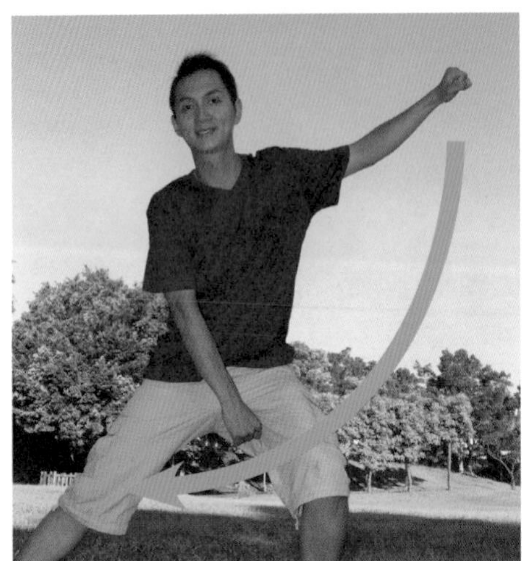

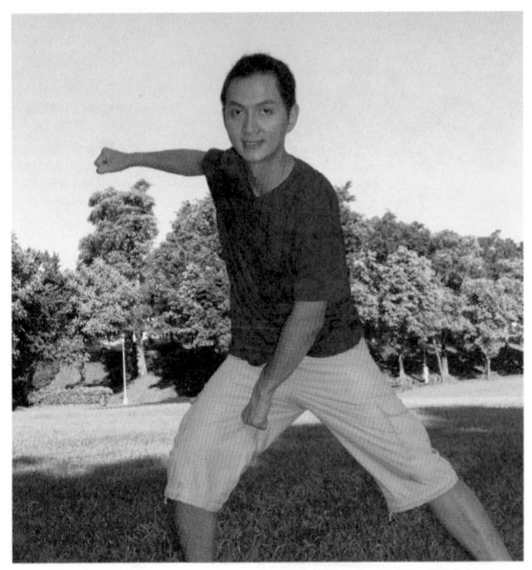

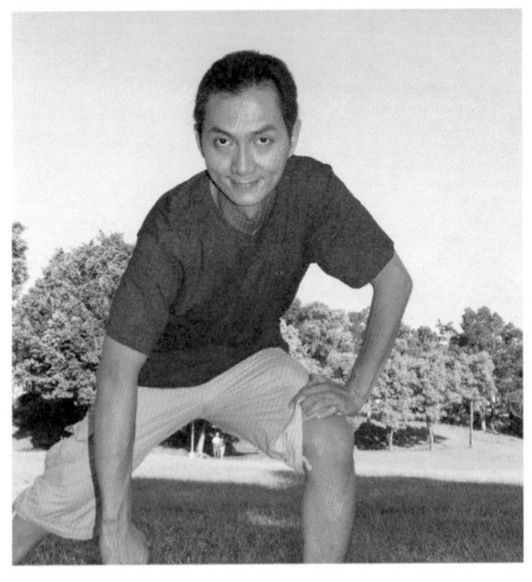

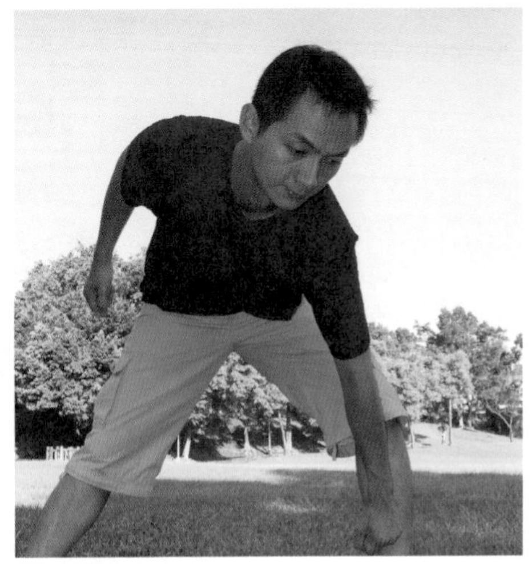

動作技巧：

雙腳大於肩、腳掌外八，律動時手向側邊拉高，左右交叉振動大腿內側中線。小腿則可用同手同邊振動。一邊振動一邊屈膝效果更佳。

虎拳腎經

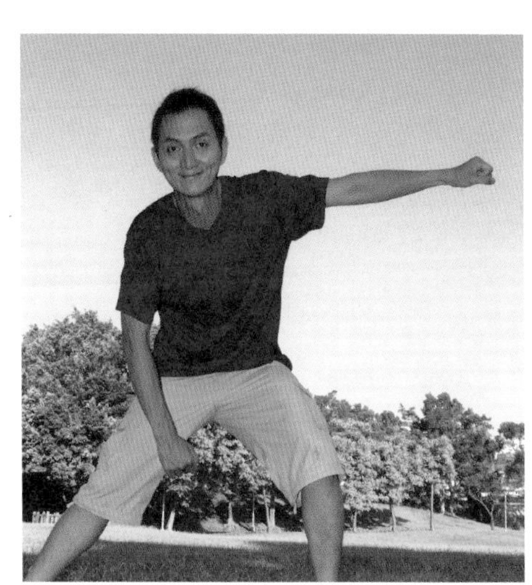
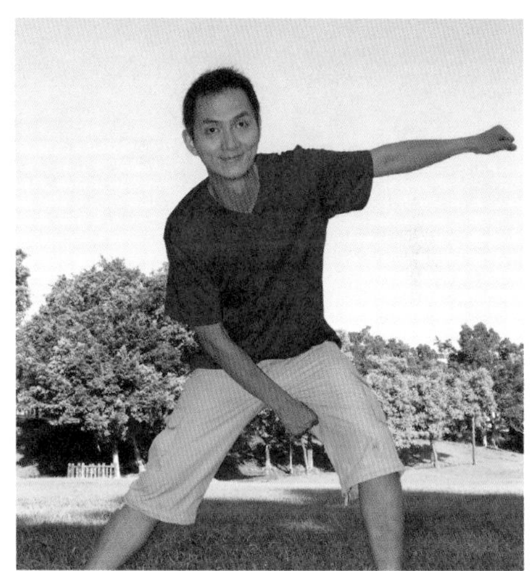
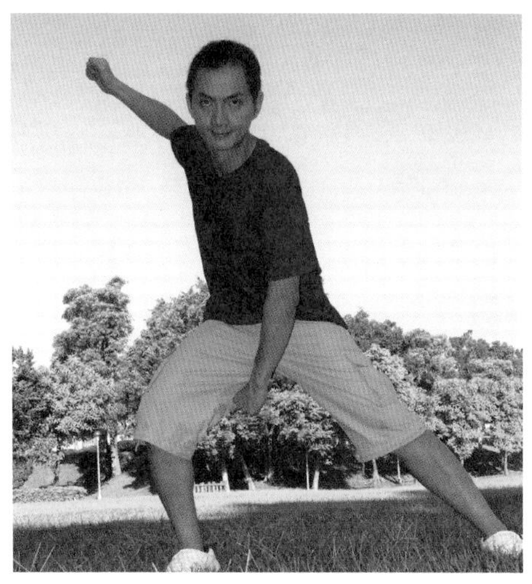
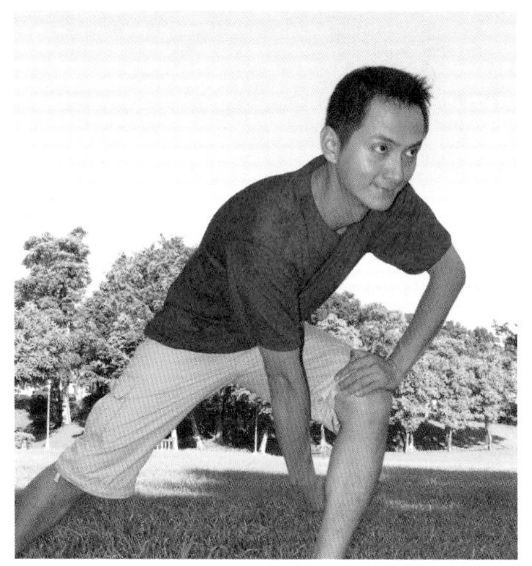

動作技巧：

雙腳大於肩、腳掌外八，律動時手向側邊拉高，左右交叉振動大腿、小腿內側下緣。

NO.7 腹部律動操

情緒管理是非常難的一件事，因為情緒反應有如身體的不隨意肌，無法自由操控的。但如果「情緒反應」能夠有效管理，就不叫做「情緒」了。

那我們又如何管理情緒呢？最重要的祕訣就在腹部。事實上，問題是必須解決而不是壓抑的；強調喜悅，是因為喜悅讓我們能夠放鬆再放鬆，於是得以釋放再釋放。

內心積壓的問題會逐漸滯留於腹部，當腦部緊繃、長期面臨無法解決的問題時，情緒的壓抑亦將造成腹部的鬱結，就像一般人所說的「淚水吞進腹內」，這種情形以女性子宮肌瘤等現象比較常見。所以，放下衿持，讓情緒流動吧！

因此，必須經常抒解我們的腹部，Tapping過程中想哭就哭出來，想笑就大聲笑。如果，想哭卻不敢哭，想笑也不敢笑，終將失控、崩潰。

情緒的「管理」是釋放、抒解，壓抑則是管理失當。情緒管理要有方法，絕不是藉由對他人的攻擊及批評，而是面對自己的釋放，探索生命的奧妙。

可以幫你：

腹部律動操，能幫你調整不安的情緒。

可以舒緩：

腹痛、腹脹、胃潰瘍、十二指腸潰瘍、排便不順、火氣大、暴躁、緊張等。

動作解析：

身體律動・雙手振動，Tapping腹部經脈，鳳拳律動腹部的脾經、胃經、腎經、肝經、任脈，交叉振盪、由內而外，律動約一分鐘。

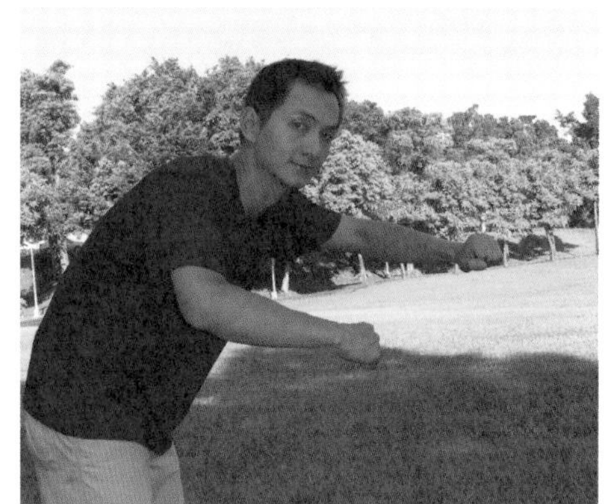

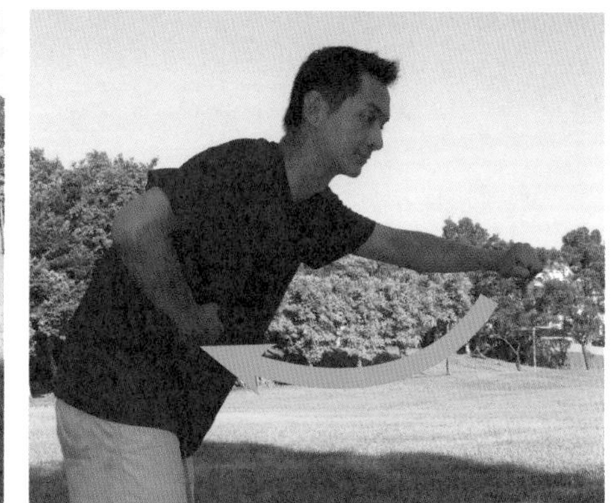

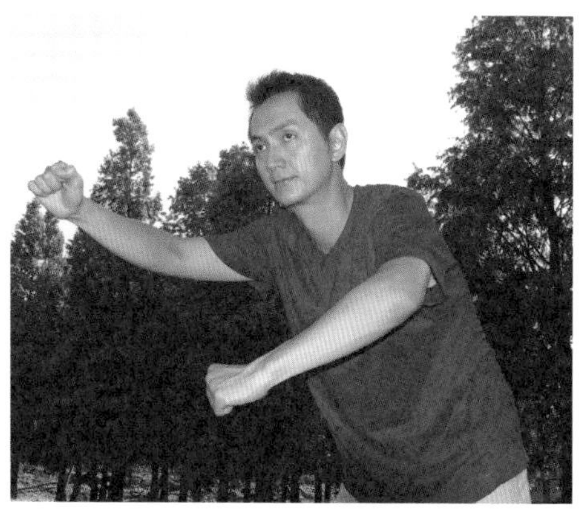

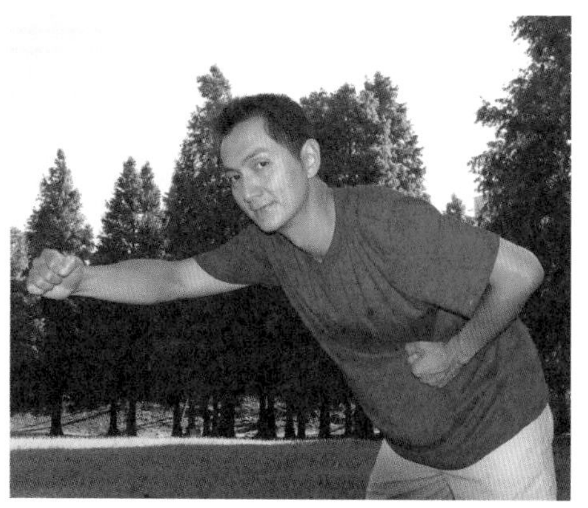

動作技巧：

律動時身體向前傾，腹部微微用力凸出，兩手由身體前方拉回，輕輕振動腹部，左右手交替，並用右手振動左側，左手振動右側。

NO.8 胸部律動操

人生最難說出口的一句話就是「我愛你」，但卻是人生最貼切的一句話。如果每天都能夠把「我愛你」表達出來，則感情一旦得到釋放，整個人生將更能深入感受，而且更容易得到真情。

當我們胸腔有任何壓抑的時候，代表我們無法以語言表達真情的流露，會引發胸口鬱悶不適及狹心症，且往往更容易造成惡言相向。

律動胸部同時修正語言模式，「我愛你」雖然只有簡短的三個字，卻代表了對人的尊重與肯定，也代表著生命的自信。「我能夠愛人」遠比「別人愛我」更重要。渴望他人關愛是因為自己的情感無法表達，等待情結讓自己失去了做人應有的基本權利。

別忘了，感情是需要主動表達的，就讓「我愛你」成為我們的日常用語，讓生活因為「我愛你」而更充實，更圓滿。因此，請你愛我吧！

可以幫你：

胸部律動操，能幫你打開感情去表達。

可以舒緩：

胸痛、氣管炎、心臟功能不全、精神官能症、失眠、神經衰弱、肩頸痠痛、呼吸不良、過敏症等。

動作解析：

身體律動・雙手振動，Tapping胸腔經脈，掌拍律動任脈、腎經、胃經，交叉振盪、由內而外，律動約一分鐘。

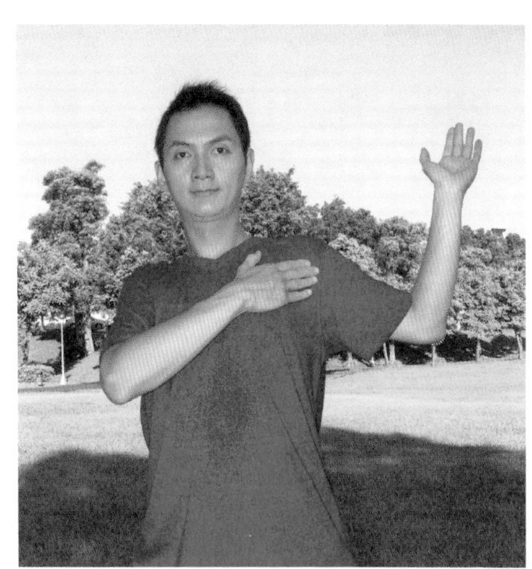

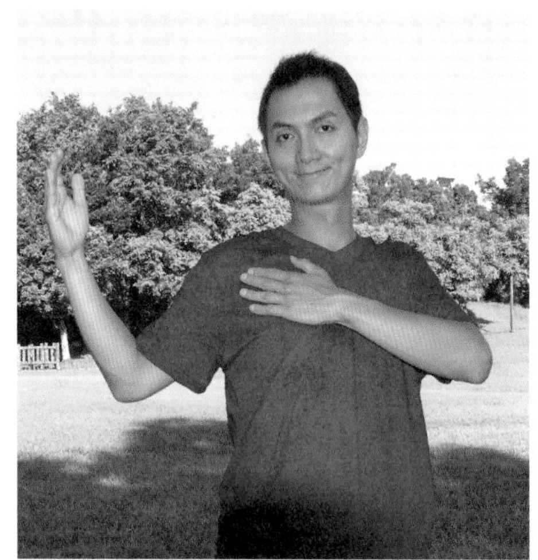

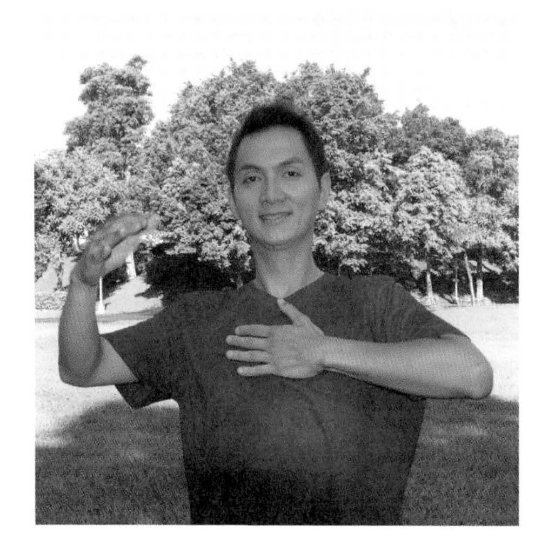

動作技巧：

律動時一邊振動一邊挺胸，兩手由身體前方拉回，輕輕振動前胸，左右手交替，並用右手振動左側，左手振動右側。被振動的一邊可將手盡量向外拉開，可帶動氣向四肢流動。

NO.9 臉部律動操

生命能量中第一個奧妙的部分，稱為生命核心。透過五官，我們可以探索生命奧祕，沒有五官就不能稱之為人。人之所以為人，最重要的部分就是五官所在的頭部。

臉部是自己公開面對世界的表現。如果內心的意識發生任何衝突的話，這些衝突大多會累積在臉部的肌肉裡面，轉變為緊張的表情，例如皺眉頭、呆滯眼神、僵硬笑容、偽裝感覺的面對世界。

所以臉上的每個部位透露出你的生命歷程和過去經驗，藉由律動瞭解身心各部位的內在壓力，然後採取適當的情緒調整，終會成為自己生命的主宰，進而開始全面地瞭解自己。

但是我們可以從根本的原點出發，發覺並運用五官，讓你回歸自性，創造生命的價值。首先談到眼睛的部分——我們不能看不起任何人或看低自己。因為，生命核心最重要的部分就是看見自己、肯定自己，也才能看見別人、肯定別人，活在眼前，清淨自在。

鼻子吸氣讓我們能夠分別，而過度的分別造成混淆，成了無明又無知。所以，重要的是存感受心而不是分別心，才是有慧性的智者。

我們利用嘴巴來利於他人，也就是如何透過語言幫助他人。中國人說：「良言一句三冬暖，惡言一語六月寒。」所以要多說好話，切勿惡言相向。

我們透過耳朵聽到任何事物，可能會感動、激動、憤怒或恐懼。耳朵和我們的心靈是非常貼近的，雖然位置是朝外的，但我們要讓它朝前（擷取正面的、光明面的事物），不要朝後（摒除負面的、陰暗面的訊息）。

可以幫你：

臉部律動操，能打開靈魂的核心力量。

可以舒緩：

眼疾、耳疾、鼻塞鼻水、牙周病、偏頭痛、皺紋、臉部老化、美容臉部等。

動作解析：

身體律動．雙手振動，Tapping脖子與臉部經脈，掌拍律動鎖骨、頸部與臉部顴骨區，律動約一分鐘。

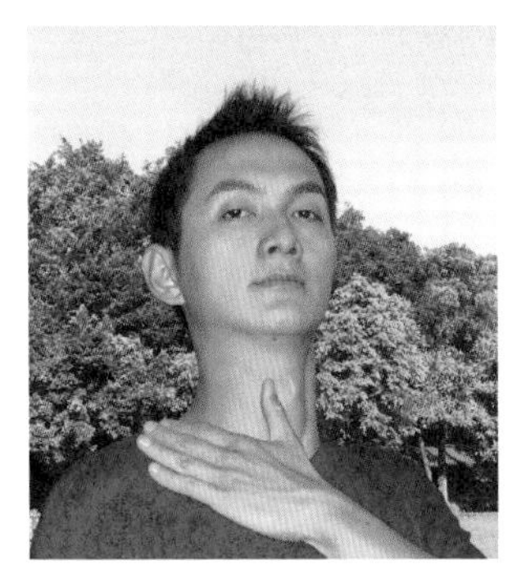

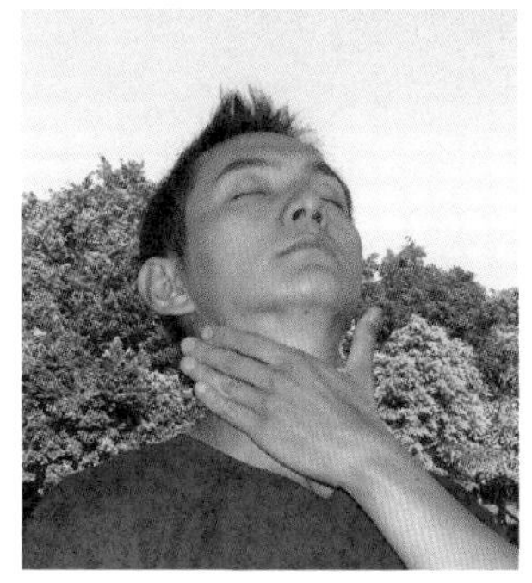

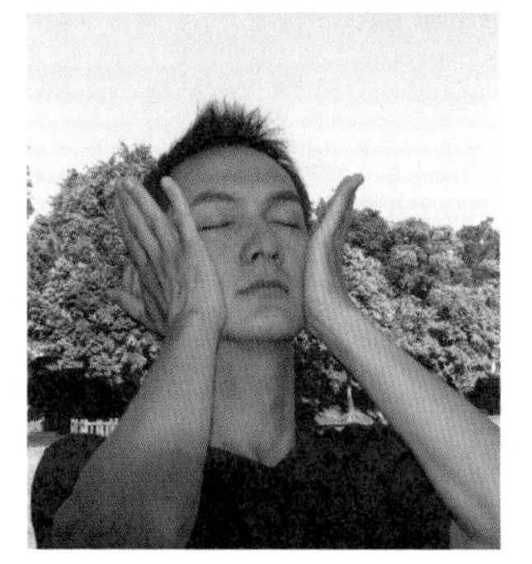

動作技巧：

輕輕律動拍打鎖骨、頸部與臉部顴骨區。操作時，頸部向上拉開，可刺激到更深層的脈絡。

NO.10 頭部律動操

心靈潛藏人類無限的能量。當我們將這樣的能量導向世俗利益的時候，就會身陷自私自利的漩渦，容易生病，更容易痛苦。如果我們能夠集中意識能量，全神貫注地深入內在心靈，就能夠發揮出不可思議的力量，達到人生最大的成就。

「如何補充能量」是我們應該學習的一部分。事實上，消耗能量的部位是頭部與頸部；頸部以下所產生的問題是肉體的痛苦，頸部以上所產生的問題是心靈的苦痛。所以頸部是身心分裂症的治療核心。

頭部發生經常性痠痛、緊繃和僵硬的原因為身心的不協調。只要我們能夠把頭部放鬆，就能夠補充能量而且身心一體。

除了放鬆頸部之外，我們還必須學習無私服務。無私服務才是我們人類經由心靈、行為和語言所能夠表達出來的真愛。無論是透過心靈、行為或語言，我們都不會再傷害任何人。

因此，毋須改變宗教信仰、文化習性，或推崇特定的神祇。我們必須尊重任何宗教，接納各種宗教的信眾們，不必心生排斥、分別。

我們相信，每一個人心中都有一座殿堂或廟宇，我們鼓勵素心簡食的生活方式，讓大家學習健康、長壽的營養學。但是不需勉強去吃素，因為素簡生活是一種外在覺醒、內在敏銳以及心靈的擴展方式，也是補充能量的基本精神。

為了人類福祉的不斷衍生，希望成就人人成為健康人的因緣，更冀望每一個人都能夠無私服務，成為一個永遠能夠覺醒的大智慧者，在追求靈量的道路上，引領自己參與眾人走在永恆喜悅的宇宙大道。

可以幫你：

頭部律動操，能提升靈性並解脫苦腦。

可以舒緩：

身心痛苦症、憂愁太過症、壓力過重症、驚慌恐懼症、身心不協調症、脾氣暴躁症。

動作解析：

身體律動‧雙手振動，Tapping頭部頂輪，掌拍律動督脈百會與印堂，深吸深吐，律動約一分鐘。

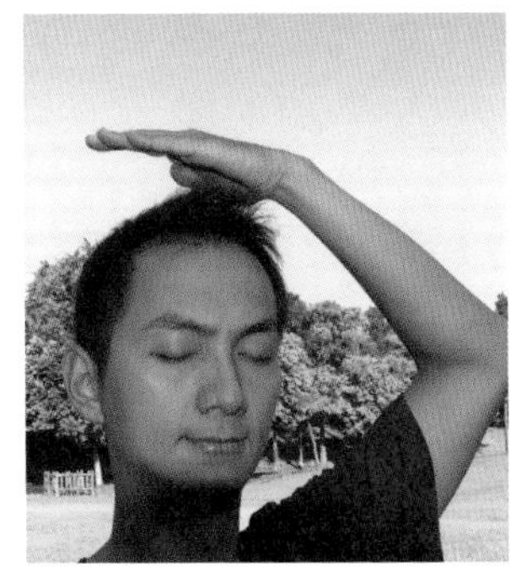
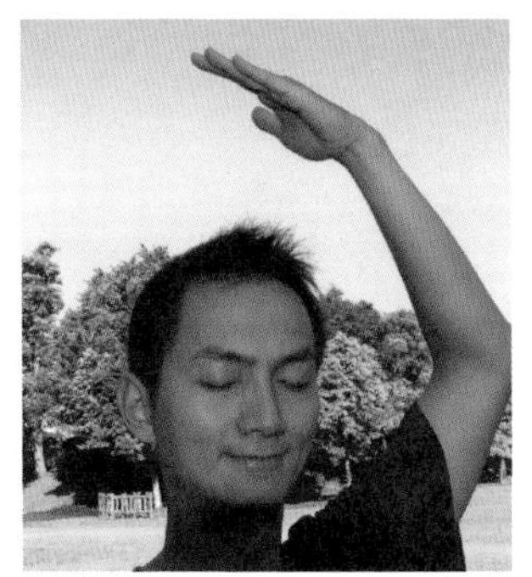
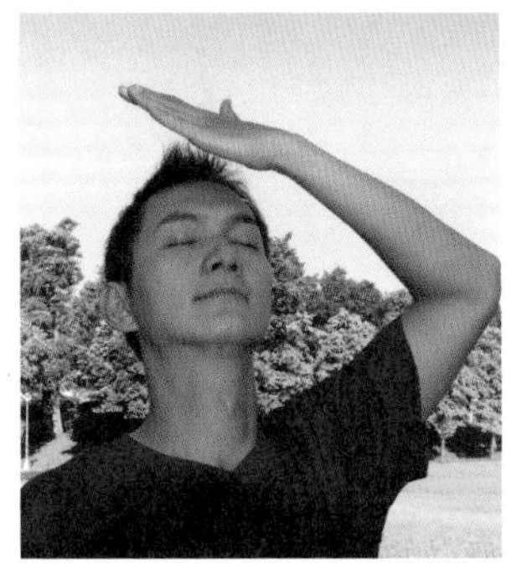

動作技巧：

閉目，手掌輕輕振動頭頂與印堂，練習一邊振動一邊專注吸氣到臉部，操作完人更加容光煥發。

律動後休息

請關掉音響，
此時，請你將一切雜務擱置一旁，
讓律動後的喜悅能量得以滲透每一個細胞，重新凝聚精神。
散步、靜坐、泡澡都會強化律動後的效果，
當然，用一支乾的刷子或乾毛巾從頭上一路刷到腳底，
更能將阻塞經絡的能量給散去。

經絡律動帶動自己內在身體陰陽調和，
雙手的振動提升療癒能力，
不用沒有任何受迫侵入性的力量，
尊重身體的能量自主權，
從中撞擊出新的強大能量。

現在的你，
最好盡量避免在吵雜的人聲或需要過度用腦的地方，
相信，
在這一天後身體會逐漸地全然釋放陳舊毒素，
看清自己內在紊亂的心靈漩渦，
所做的一切將會延長療效。

然後，

你會感恩經絡拳的自我律動方法，

並將這種神奇的治療能量

傳送給星球上的每一位朋友。

YES，

就是現在…

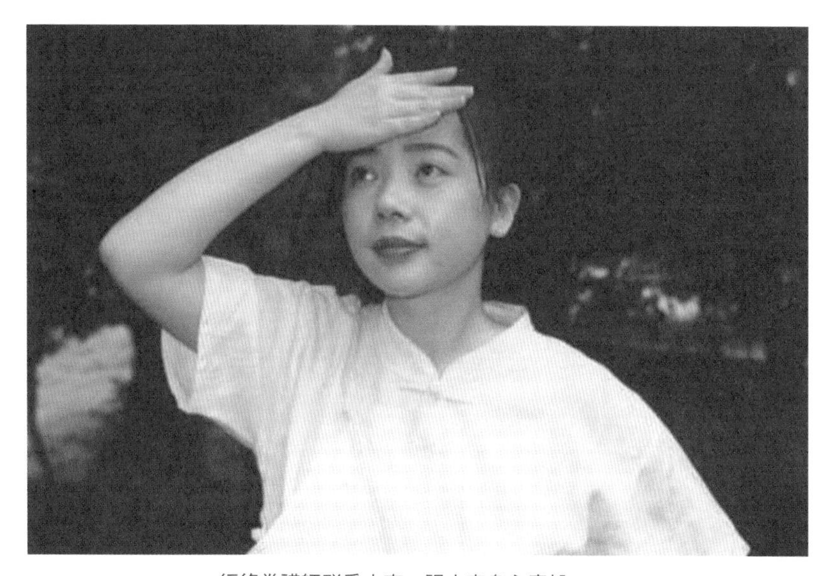

經絡拳講師群愛大家，祝大家身心喜悅。

第五部

雙手的靈魂 輔導靈

高靈者是從手開始
追求靈性的新時代夥伴
發現了
你不是身體
身體裡面的空間才是你自己
我們感謝宇宙造物的神力
讓經絡拳治癒複雜的人心

從手開始的你
發現你不在身體裡
處處充滿自性本體
剎那間便回歸初心的善美本質

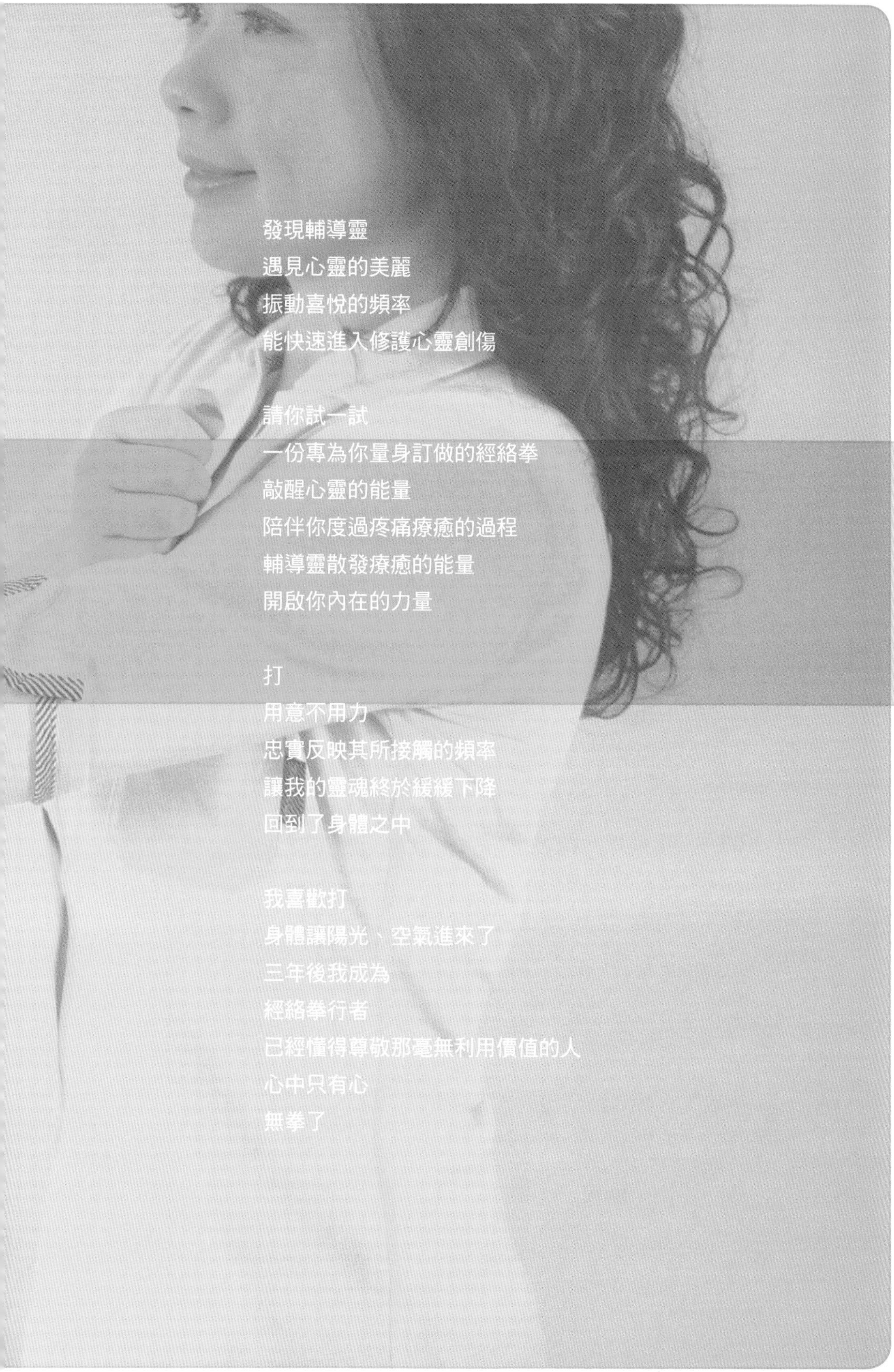

發現輔導靈
遇見心靈的美麗
振動喜悅的頻率
能快速進入修護心靈創傷

請你試一試
一份專為你量身訂做的經絡拳
敲醒心靈的能量
陪伴你度過疼痛療癒的過程
輔導靈散發療癒的能量
開啟你內在的力量

打
用意不用力
忠實反映其所接觸的頻率
讓我的靈魂終於緩緩下降
回到了身體之中

我喜歡打
身體讓陽光、空氣進來了
三年後我成為
經絡拳行者
已經懂得尊敬那毫無利用價值的人
心中只有心
無拳了

輔導靈 & 從戒藥開始

如果我有很強烈的意願不想再吃藥，那麼，戒掉藥癮就能很容易成功。即使我已用藥八年又一百四十天，我可以不用靠它活下去。

這是我放棄藥物療法，行動前的自我信心喊話。

我跟自己說：「要以積極、可信賴的生命態度對自己，我要先從戒除打擊健康的吃藥開始。」

於是，今天我決定停藥了。

原本吃藥的目的是希望心情能變得開朗、愉悅，醫生也說治療的目標是要讓我快樂起來，雖然我懷疑，因為從小我就不是個快樂的小孩。

吃藥多年後，心情雖有好轉，但我總認為那是假象。因為先生及同事覺得我變得嬉笑怒罵無常，加上吃藥以來嗜睡、胃口不好、睡眠品質不佳、便秘及平衡感差等副作用，讓我不禁懷疑，如果我連排便都有困難，半夜無法安眠，如何能快樂呢？

昨晚，我跟我的輔導靈聊天，她告訴我：「藥癮是身與心不平衡所造成的。因為，我沒有觸及內在的喜悅，於是會轉而尋求外界的刺激與依賴。」

她請我集中焦點在身上的痛處，傾聽痛的聰慧及內在自我，感受依賴藥物後，是不是已經忘記自己到底是誰？是否因缺乏自我面對的勇氣而覺得自己不完整？

突然間，我回歸到沒有吃藥的快樂日子，這份喜悅的感覺是好久以前的美麗人生，我早已忘得一乾二淨了，真不敢相信，我還能回歸自己。

今晚我決定斷藥了，雖然輔導靈沒提到藥物的害處，也沒有直接鼓勵我停藥，這是我自己的決定，後果也由我自己負責。先生很支持我的決定，雖然我不知道停藥後的反衝是什麼、會有多嚴重、持續時間會多久、是否會影響工作，但這是我的生命，我必須自己負責面對。

我的輔導靈一句話讓我立刻掉下了淚，「要多愛自己一點。」是啊！我為何從來就沒想到愛自己？我有完整的家庭，雖然家家有本難念的經，但先生對我很好，我也受過不錯的教育，長的也不差，為何老跟自己過不去呢？

先生常說那是我的業障，我聽了就有氣。我行事端正、做人正派、認真工作、不虛應故事，為何我還饒不了自己？而別人也常饒不了我呢？難道這世上只有我一人有業障？

今晚起是解謎的開始，在還沒有自我毀滅之前試著找到答案。

輔導靈愛你

- 讓自己活得更好，不讓任何恐懼、沮喪困住自己。
- 不要生活在過去，也不要生活在未來；那等於親手殺死現在的自己。
- 昨天做的，今天又做，明天依然再做，成為一做再做的癮癖人。何必虐待自己，一成不變？偶爾善待自己，改變一下吧！
- 肯定自己是生命的參與者，而非受害人；願意自動切除苦惱，開創每一天都是新局。
- 真正的轉變必須是當下，因為今天永遠無法再來一次。能自我接納就不用再求自我原諒。

- 自我懷疑會成為一生有病的實行家。
- 今晚，我預約明天早上「嶄新自己」的外表與心情。
- 主宰自己的言行。不要怕會發生任何事，只要做適合自己的決定，並積極地實行它！一切將隨你變而變。請開始去做，讓暢意盎然！
- 善待自己的內在醫生。我的思想改變我的生化機能，它替代了外在的醫生，讓我重生新的自己。
- 當自己獲得完整健康，所有高級生命的能量將會對你自己說話。
- 戒藥成功，表示「戒毒成功」。

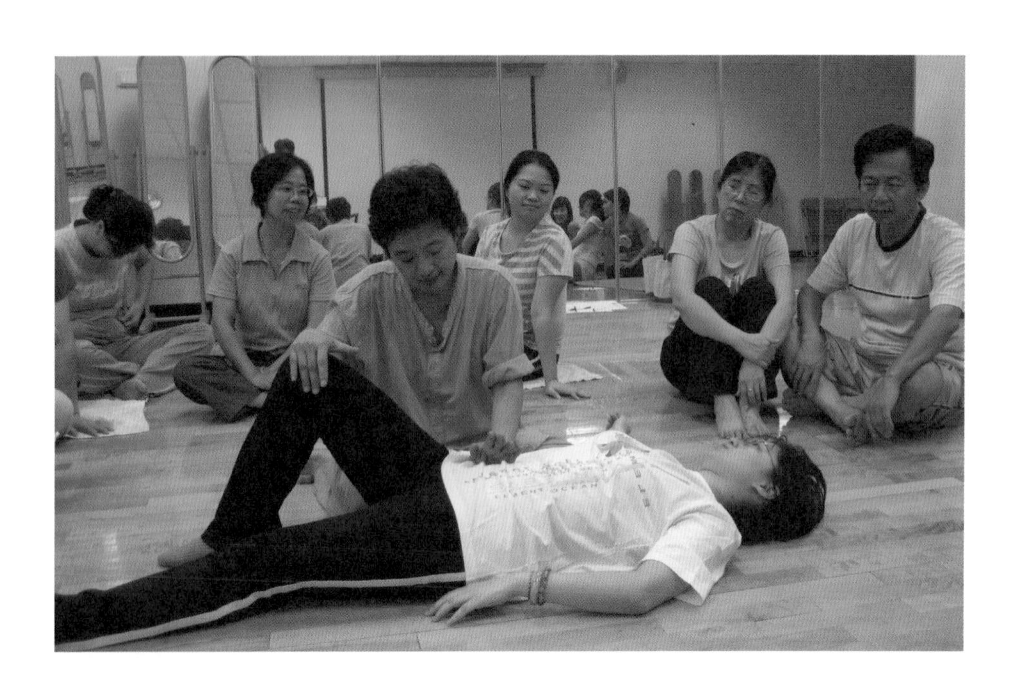

輔導靈 & 從共修開始

生平第一次與人分享，是從手開始！

我學習用雙拳關懷別人與認識自己。最初，我的拳是膽怯的，因為我的內心深處也是膽怯的，不敢開口問同學「這樣的拳可以嗎？會不會太輕或太重？會不會太尖銳？」於是心裡總是充滿著不確定感，拳也一直不安定，時輕時重，不知如何拿捏；也不好意思告訴共修的家人「這樣的拳對我而言稍輕了些，可以再變換一下角度也許會更深入；這種拳法很棒……」所以總是無法與人打成一片。

透過不斷的相處、耳聞目視、思考以及意見的交換，漸漸地情況有了轉變。

於是，輔導靈對我發話：「用心地深入體內去感受每一個自己與各種情緒的連結，」並請我閉目，「讓你對一切事物的感官、感受浮現，塑造美好內在與外在的共鳴，別忘了要放鬆，才能感受身與心合一。」

接下來，我的心自動地向內集中，有點微微地超越時空，也就是超越頭腦，整個生命全貌的範疇都了然於心。

我開始不再在意別人的想法，並對自己愈來愈有信心。我信任我的手，因此心靈獲得無比的自由，也重拾服務他人的神聖意涵。

我開始能放開手、敞開心與人共修，「這樣舒服嗎？要不要變一下角度？夠不夠深入？節奏會不會太急？躺下來也許能讓全身更加放鬆。」

我也比較懂得把身體的感受表達出來，「嗯！你的拳法很柔和，感覺很舒服，把位能拉高一點可以讓拳更深入。完全命中，好棒的拳。放鬆一下心情，大家都在學習，都在摸索，不用太拘謹。和不同的對象共修可以訓練自己的反應和拳法的敏銳度，要常來哦！」我似乎感受到內心最深層的觸碰。

有一次與不太熟的朋友共修經絡拳，我對她說：「拿一點愛孩子的心來愛自己吧！」她楞了一下，確實她是個為家庭、丈夫、孩子犧牲奉獻的辛苦媽咪。當時不知自己為何能感覺到，總之，直接說中了她的心事，就像每次靜下心來就可以感受到施拳者的心情一樣。

從這次經驗中，我體會到了輔導靈對我說的話，「用雙手集中心念，緊密的觸及內心狀態，化掉內心萬有的惡習，不讓過去心阻礙現在心及對人、事、物的所有感受。」

很有意思地，這些話讓我在與人共修時能夠釋放心裡的憂疑、焦慮，而且也能開創高意識的潛靈，打開自己與他人的難關。

共修：你打我，我打你，你愛我，我愛你。不只是拳法的共修，也是雙方理性與感性的交融，甚至是一種靈魂的共舞。不拘形式，不論時空。

輔導靈愛你

- 相信與不相信，兩者都會同時在同一位置共同修習一體。
- 自己並不是沒有修行，而是缺乏瞭解，所以未能將心放在上面，導致無法面對無常。
- 自己是喜悅的源頭，無論選擇哪一條道路，都會帶來更多喜悅，是自己的，或是別人的。
- 身體很差時，自己願意享受極度痛苦，就會變成世上最富足、健康的人。
- 共修讓自己放下一切隨它而去，共用臣服、感恩的呈獻。
- 請把無法承受的苦痛交託給「共修的神」，自己就會輕鬆了。

- 共修化解了二元性的恐懼根源，不論善惡，都存在喜悅裡面。沒有絕對，只有面對。
- 共修消除了生命的嚴肅感，覺醒到生命本是一場「美麗的遊戲」。
- 鼓勵自己加入共修活動，與人共舞，融合再融合，融入宇宙的核心裡，喜悅地……

輔導靈 & 從歸零開始

有個人應酬至深夜喝醉了，走上小船，心中惦著要趕緊回家睡一覺，拿起槳來就拼命向前划。過了好久，累得氣喘吁吁、汗流浹背，環顧四周後才發現，自己一直留在原地沒動，因為他只想著快點到家，而忘了將繫在岸上的繩子解開。

人生不也常常鬧出這樣的笑話?!

我們常常努力奮鬥了許久，卻發現自己完全沒有進步。因為我們一直把自己綁在過去的記憶與教訓中，不曾放掉成見與痛苦，以致於徒勞無功。

我們得停下腳步，回過頭，為自己解開打了死結的繩索，然後再奮力向前，展開新的視野，方能看見全新的自己。

輔導靈教導我一些重整生命的技術，使自己能實際地去改善生命，也看清楚萬事萬物的本質，而有勇氣走自己選擇的路。

她常說，「以拳入心：痛定思痛，痛改前非。」、「以心入拳：轉化能量，自醫醫人。」、「以拳淨靈：提升靈量，身心喜悅。」

我們喜歡宣印教授的「生命歸零重整課程」：「放鬆能量法」解開心結，消除懷疑與誤解，讓我感受到生命的甜蜜。「拳打能量法」打破我執，還我一顆本然的心，沒有得與失，只有光明的榮耀。「氣動能量法」引動靈能，體驗宇宙充滿愛與公正，並找到無限地安全覺知。

在撥筋時想著，生命中的死結正慢慢在鬆動，並一一地解開；在拳打的時候感受到，思想上的頑石被溫潤的水滴逐漸穿透，終至崩解、灰飛湮滅；在氣動的時候體驗到，靈魂的濁氣藉由掌心的推展散逸而去，天地間的能量隨著鼻息穿流全身。

我隨著輔導靈的教導振動身體、撼動生命，將自己歸零。

我在自然中沉靜，用雙手、用皮膚、用心靈去接觸宇宙的能量與訊息，覺知「零」可以無限大，也可以無限小，自己也有無限的可能性。

現在的我，有很多疑問，說得出的，說不出的。

現在的我，想找到答案，既歸零，也想歸「靈」。

輔導靈愛你

- 請放空自我。有時吃點虧會得「道」更多。
- 沒有容量的人，是沒有能量的人。所以一切歸零，在得意無意時，更要得理更應容人。
- 從零開始，可以減少身體上的緊張，亦能抒減心靈壓力，使全身處於高峰狀態：精力、體力、靈活度、敏銳度。
- 從原點出發，一切都很順利啊！
- 每次的歸零都是為了避免自己被自己給「吞噬」，就像自體免疫系統會全力以赴對抗自己的病體。

- 睡前的歸零，讓覺知安定，意識穩定。明天，生命將是既深奧又單純地開始。
- 當下放空，頭腦冷靜了，而冷靜後智慧才會形成。歸零是超然、平靜和喜悅。
- 除非自己把束縛解開，否則哪兒都去不了，無法抵達目的地。

輔導靈 & 從用心開始

這是我的第一次接觸也是終生難忘的經驗，輔導靈告訴我，「用心學習是從作夢開始！」

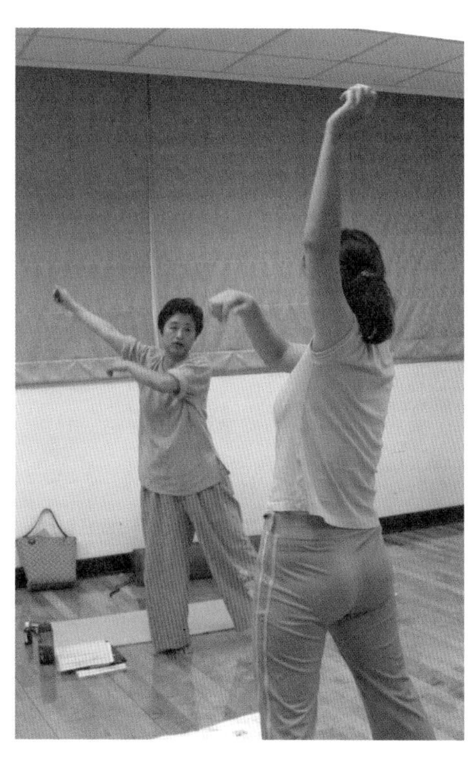

「與我一起作夢。」她說，教我做白日夢來豐富人生；運用想像力來豐沛我的力量，解決瑣碎生活的繁雜；也教我睡覺作夢並參與夢境，把噩夢轉化為美夢，讓我用正確的態度創造夢的意識；更美妙的是教我創造了夢境般的奇蹟人生。

我將女兒、父母、弟弟、健康等生命課題，很用心的設計了我的作夢藍圖，用喜悅的想法完成它，並且沐浴在光亮中甦醒過來，就像你的手腳麻木後，再度恢復知覺的狂喜。我可以微笑去面對人生的功課了，是我體驗精神上真實成長的開始。

生命成長是我最高興的事了。曾經，與弟弟的相處劍拔弩張、水火不容，但在作夢之後情況完全改觀，我竟然可以和弟弟一起自在地看電視、聊天，心裡沒有任何不舒服的感覺，甚至還幫他敲打、放鬆、按摩全身經絡。

我領悟到，從前對他的看法總是用畫了框的標準來框住他。希望他的行為如何、言行如何，達不到要求就加以激烈的言詞、態度。後來發現媽媽也是用同樣的想法來對待我們，期望愈大，失望也就愈大。現在完全一掃昔日晦暗的家庭氣氛，彼此間用全然的包容與愛關注對方，先生說我是能改變家庭氣氛的魔法師，也說我內在美麗、外在有魅力地百般肯定。

另外，我的身體狀況不是很好，西醫說是「見氏症」，屬於免疫系統方面的毛病，對心理方面的影響很大。症狀有皮膚結節性紅斑、隱性關節炎、口腔潰爛等，我曾經痛到不能行走，半夜因呼吸困難、手腳麻木送急診室，醫生總說換氣過度，心裡有痛苦、憂愁而引起的精神狀態，是心病。

「痛苦悲傷」曾經傷害我至深，我現在比以前更容易感動，因為我已經懂得如何去釋放我的情緒與情感，我要用心做一個快樂的人，每天活在當下，開心地過日子，學習能量雙手來幫家人關懷、修打，大家開心，我更開心。

自從學會了以「用心面對」來征服人生困苦後，發現只要真心誠意用心生活，與輔導靈一起作夢，在夢中你可以心想事成，愈專注地用心，在真實生活中就愈容易美夢成真。

而我，一個平凡的家庭主婦，現在已經學會如何用心來改善家庭氣氛，自我健康，甚至是讓我喜愛的游泳技巧也進步了，並能在偶然環境下幫助需要協助的人，這是我最高興的成長。

過去的生活充滿了無知與不用心，有太多的喜、怒、哀、樂無法轉化，徒增一生無明的痛苦。在夢裡我學習如何用心做人處事，其實只是我反省沉思的美麗藉口，我要感恩這些完全寧靜的美夢，更要感恩我那從不放棄的內在「輔導靈」。

輔導靈愛你

- 用心能創造活潑的生命整體，成為一種大心智，慶祝喜悅人生的畢業典禮。
- 忘掉身體的意識，就沒有這裡疼、那裡痛，這才是用心，而不是用腦。
- 用心是自己通往體內治癒的動力來源，只要多用心，就能將癌症轉化為一座美妙的山丘。
- 不懂用心的人是無法在生活中享受任何片刻的寧靜與樂趣，所以請停止「沒心的活著」。
- 過去你用心去接近世界，你屬於他人的；現在用心去相信自己，世界屬於你的。
- 用心不是理性的事，而是一種生活感受力。
- 用心地為心服務，就是神的行為。
- 只要有誠心，自己的內心會引導你去自己想去的地方，並且有神跟你對話。
- 各種夢中的幻象，在完全用心後，身體成了天堂，而體內的靈魂變成了神。

輔導靈 & 從痛醒開始

因為我不能忽視疼痛，於是我清醒地活下去。我永遠記得兩年前，輔導靈向我說的一些話，「人往往只看著悲傷絕望的自己而不察覺；卻不知只要稍擺頭，平靜喜悅就在你身旁。」只有歡喜地接受疼痛，才能找到真正屬於自己的感覺。她帶給我殊勝的恩寵與面對的勇氣，是我今生永遠學習的心靈導師。

然而這些日子以來，我斷斷續續地被「坐骨神經痛」所困擾。自以為筋骨很強健的我，怎麼會落得如此？到底是老化、長期壓力、家務事、俗事或公事所致？

天性愛面子、愛硬撐、自己有苦自己擔的個性，已經讓自己成為一張「撲克臉」，並且緊貼著而不自覺。世上的喜樂、歡笑對我遙不可及。我常自嘆「為何自己要經歷這麼多折磨？」我本天性善良、樂於助人，但老天並沒有因而厚待我。

我已忘了上天給我的許多恩賜。在人前，只是在應付，而沒有由內

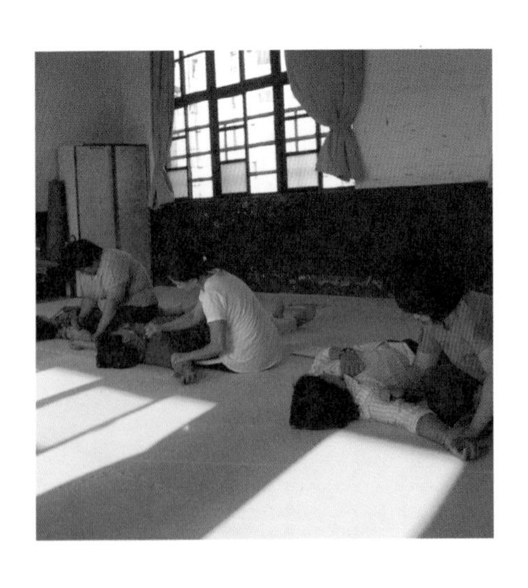

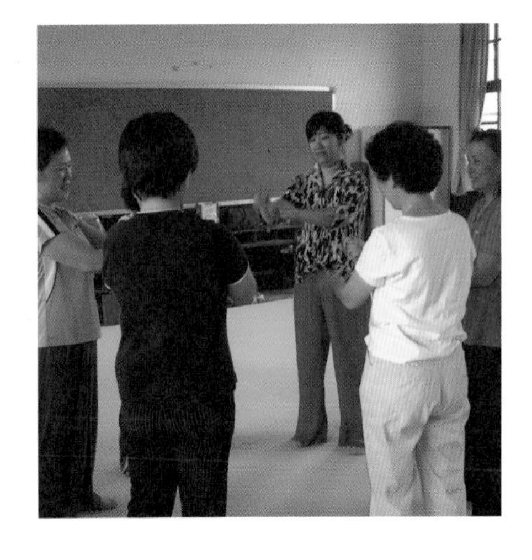

而出的喜悅。我缺乏那份衝勁，而且沒有勇氣跨越出來。偶爾說著虛如表面、給自己增添光彩的話，而將真正的我，躲在虛假的背後。

那天輔導靈向我的家人發話，說許久沒看過我笑過，要大家關心我。我不是很堅強嗎？怎可被關照？當場我滴下了內心的苦淚。

連著幾天，好同事、好朋友都與我深談，我也暗自哭了兩天。於是我覺得坐骨神經又痛了，家人幫我修打膽經、胃經，發現我右腳盤經絡鼓起，又幫我放鬆。隔天我請了假在家修養。好了兩天之後的早晨突然又痛了，整個白天強忍著痛。晚上，早早上床躺下減輕疼痛，但睡到半夜，一個起床的姿勢，卻痛得讓我叫天不應、叫地不靈，這一生從沒如此痛過，痛得我淚流滿面，真可說是痛到最高點。急忙又躺回床上，這時思緒翻湧，明天該怎麼辦？要不要請假？我要是病了，「家」該如何？「工作」又該如何？頓時覺得太可悲了。

過了一會兒，奇蹟出現了，我竟然一點都不痛了，就像經過一場大戰後的平靜與祥和。痛經過胃經、膽經往腳底，再逆轉由腳底透過脾經、肝經往上，然後消失無蹤。

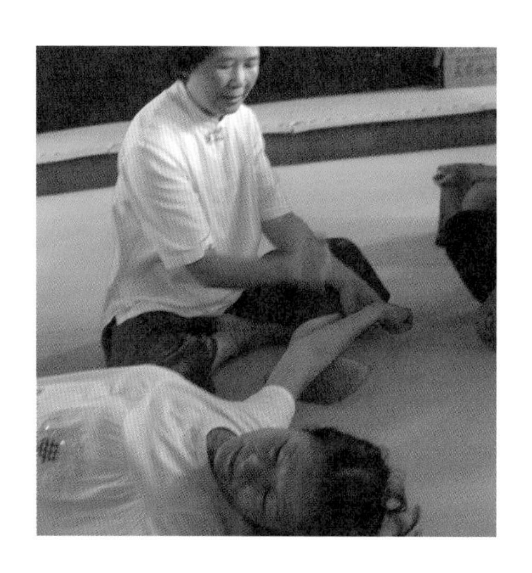

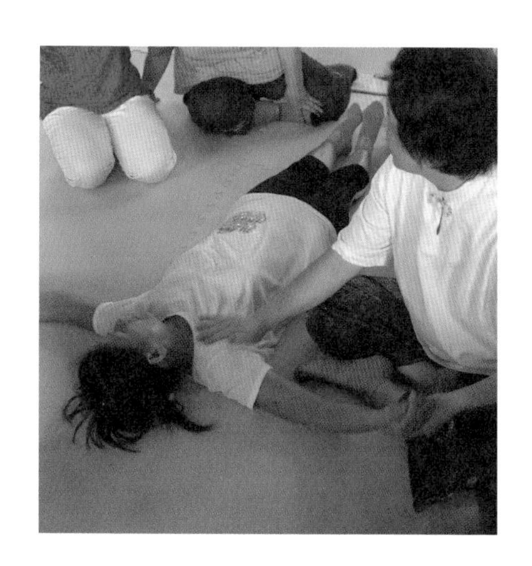

原來，世界可以在「痛」與「不痛」間有著天壤之別。

「痛醒」後你又何必再回到你的「貪求」中而慾求不滿呢？「不痛」就是幸福了，我為何如此愚癡，「痛」使我「省」，「痛」使我「醒」，我要感謝輔導靈給我的當頭棒喝，我知道我是幸福的，我真是笨哪！回頭一望，美麗的東方世界就呈現在我的面前，一顆快樂的心也是能從不完美中創造出喜悅的！

我藉著這次痛苦的獎賞昇華了人生的意識，疼痛已不再是疾病，反而是讓我超越自己的媒介。

我感恩輔導靈，讓我救贖了自己，並得以用更高的意識力量將苦痛覺醒成一種感恩與祝福。

我發現，今天的我是他人的輔導靈之一，從「痛醒」開始，我學到了「活得尊嚴，死得尊貴」。

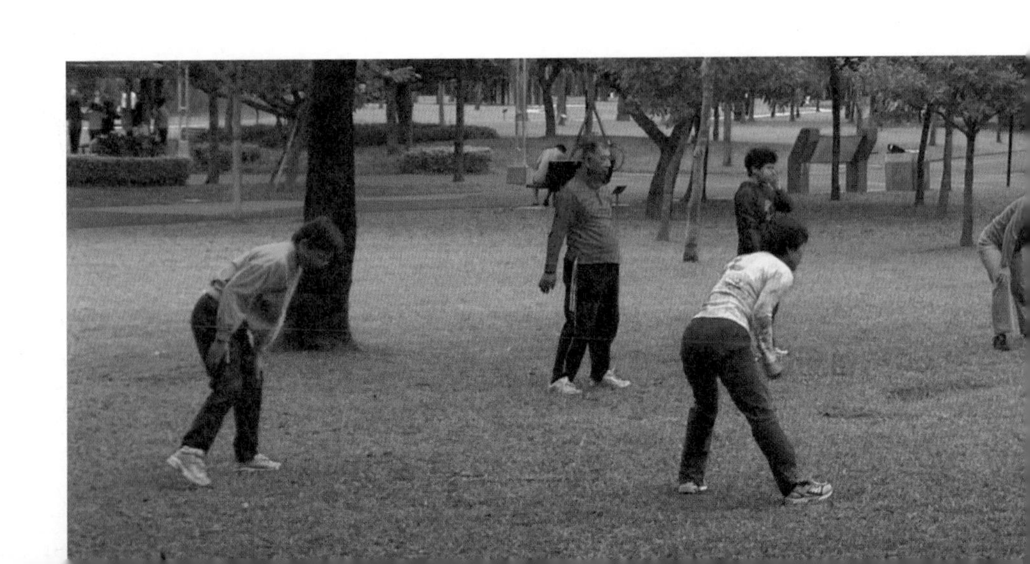

輔導靈愛你

- 不斷經歷在有愛包圍的傷痛中，是不會受傷的。不要怕，這包括開刀、親人的過世……
- 當一個不熟悉的人想要關懷你時，請不要對他說「不」。
- 放下譴責，請不要認為自己是怪物的產物，避免成為戰爭的導火線。
- 從受孕至墳墓的這一條基本人生過程，「痛靈」創造了你，而你也創造了這個世界。
- 接受自己的不完美，你的痛苦將可能在片刻間充滿舒適。
- 心甘情願地去協助別人度過苦痛，不管那個人是可愛的或是可怕的。
- 痛的核心便是耐心，耐心的核心則是愛。
- 沒有痛，不是人。請珍惜品嚐「痛」的滋味。
- 沒有恐懼，痛就不會存在。協助自己喜悅地面對死亡，有如換掉舊衣穿上新衣般的重生覺醒。

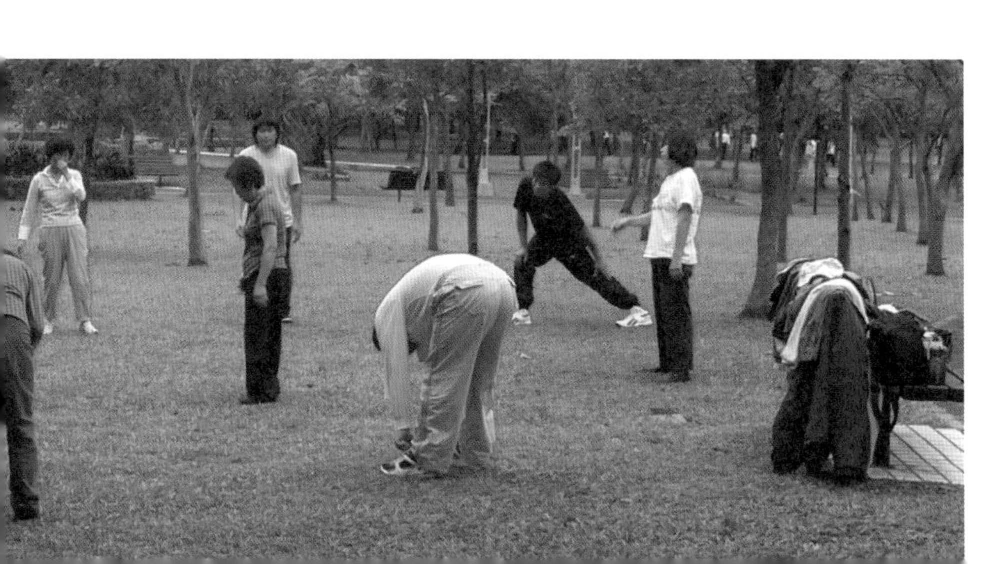

發現輔導靈

有一天
無意間脫落自我的執著
內心的覺照力自然的穿透過來
是鮮活的畫像
不是守護神、指導靈
也不是所謂的神、佛的顯示
而是自己看見自己
我沒有打坐、冥想、唱誦
卻可以清楚看見一片巨大的光芒
在我的頭部上方
我想用力看時，卻什麼也沒看見
此時自己的心智對我說
我發現了輔導我靈魂成長的高靈者

協助我主宰自己的一種高能量
沒有我的存在，就沒有她的存在
她跟我掉進一個平靜的水面
漣漪無限地擴散
看見了自己的上愛、慧性與如是
我知道！我行道！
我是光明使者！我是喜悅天使！
我讓痛苦與黑暗釋放了

我明白輔導靈是誰
無限燦爛之光的具體呈現
至高無上的映影
輔導靈愛我
也用愛支撐著整個宇宙

我發現了輔導靈
但我肯定不是第一個
只要沒有執著
就能召喚輔導靈
輔導靈協助我
身心喜悅
世界一家

我只要做好「真愛」的功課
就可以與輔導靈溝通
許多個輔導靈也一直在找你
只是你沒看見
但輔導靈發現與看見你
只要你願意愛人
就會看見輔導靈
宣印學派邀請你
開始自救救人
輔導靈將會是你

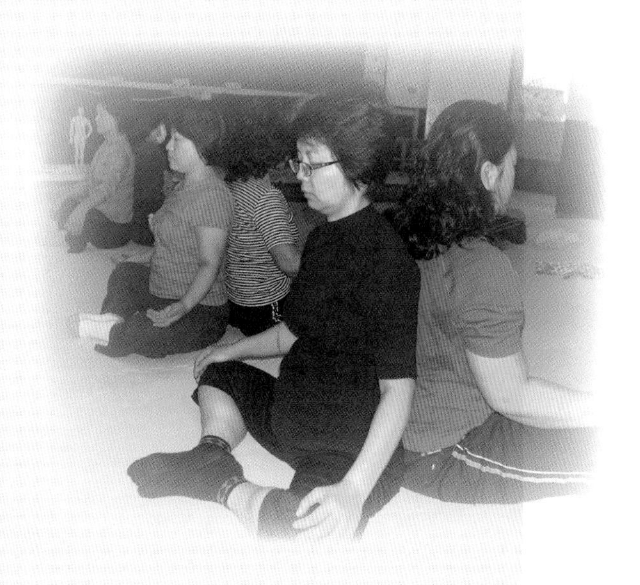

即打即悟

我們問：如何成為有錢人？
輔導靈：給人方便。

我們問：憤怒是什麼？
輔導靈：站在自己的角度。

我們問：嫉妒是什麼？
輔導靈：站在別人的角度。

我們問：誰是完美的人？
輔導靈：用心的人。

我們問：成道的感覺？
輔導靈：沒有呼吸的壓力。

我們問：如何管理情緒？
輔導靈：愛你的敵人，解除他們的武裝。

我們問：如何達到真正健康？
輔導靈：身心喜悅。

我們問：成功的祕訣在哪裡？
輔導靈：幫助陌生人成功。

我們問：如何擁有智慧？
輔導靈：直接面對。

我們問：在世的大師有必要存在嗎？
輔導靈：有必要，只是提供你一本參考書。

我們問：如何克服恐懼？
輔導靈：不要想太多。

我們問：怎樣好死？
輔導靈：用心的吸最後一口氣。

我們問：如何避免得到癌症？
輔導靈：好好的休息就能防癌。

我們問：如何治好癌症？
輔導靈：不要壓抑恐懼。

我們問：如何當下呢？
輔導靈：只想答案，不想我們問題。

我們問：如何放下呢？
輔導靈：只想過程，不想結果。

我們問：如何突破瓶頸？
輔導靈：暫時拋開執著，先轉移焦點。

我們問：如何治癒病痛？
輔導靈：認識自己的需要。

我們問：死亡之後去哪裡？
輔導靈：你設定的地方。

我們問：如何過才快樂？
輔導靈：情緒之中最有威力的是愛心。

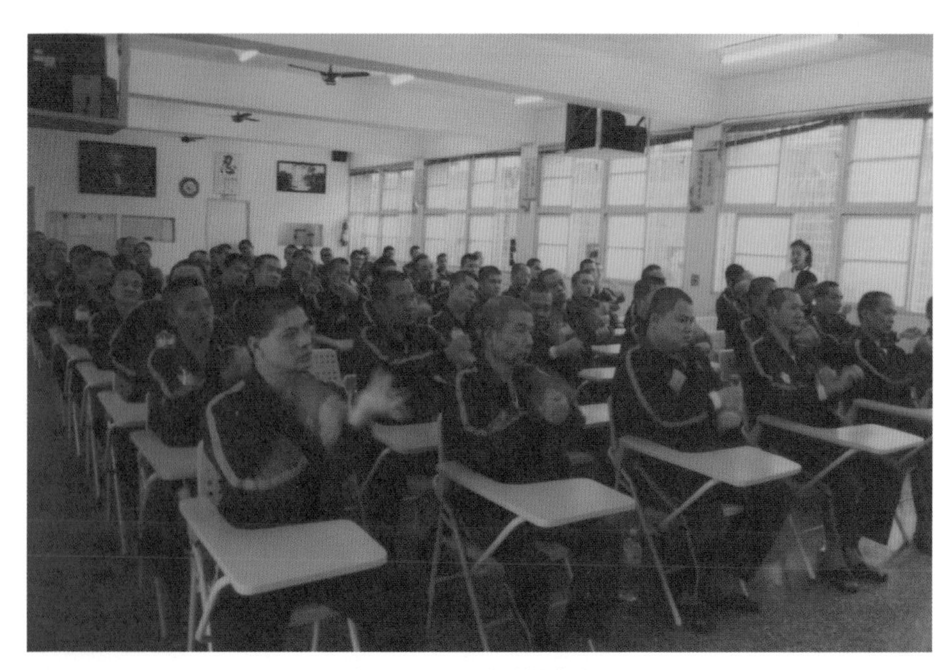

無論你現在是誰？輔導靈會愛你。

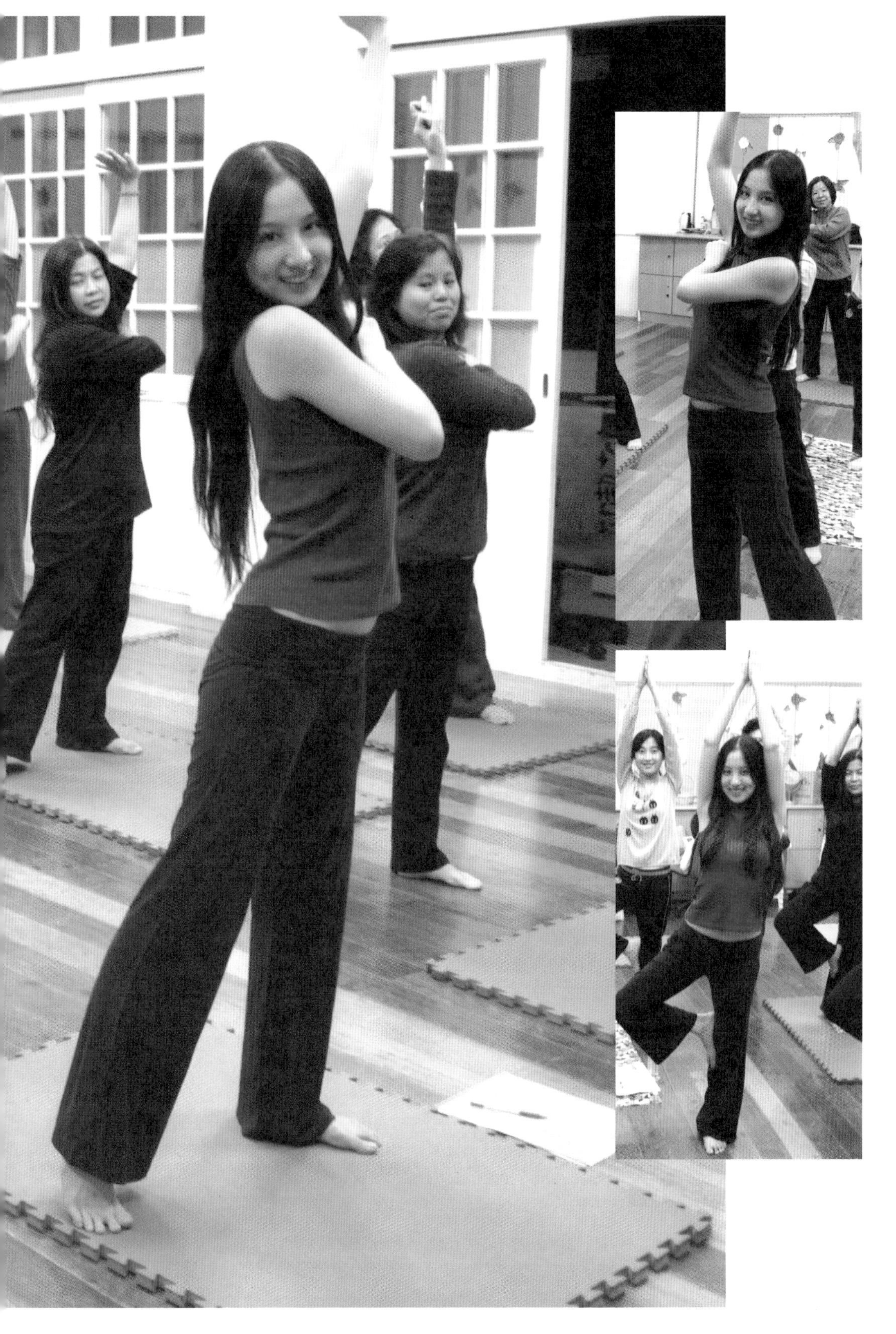

第六部

雙手的印證 身心喜悅

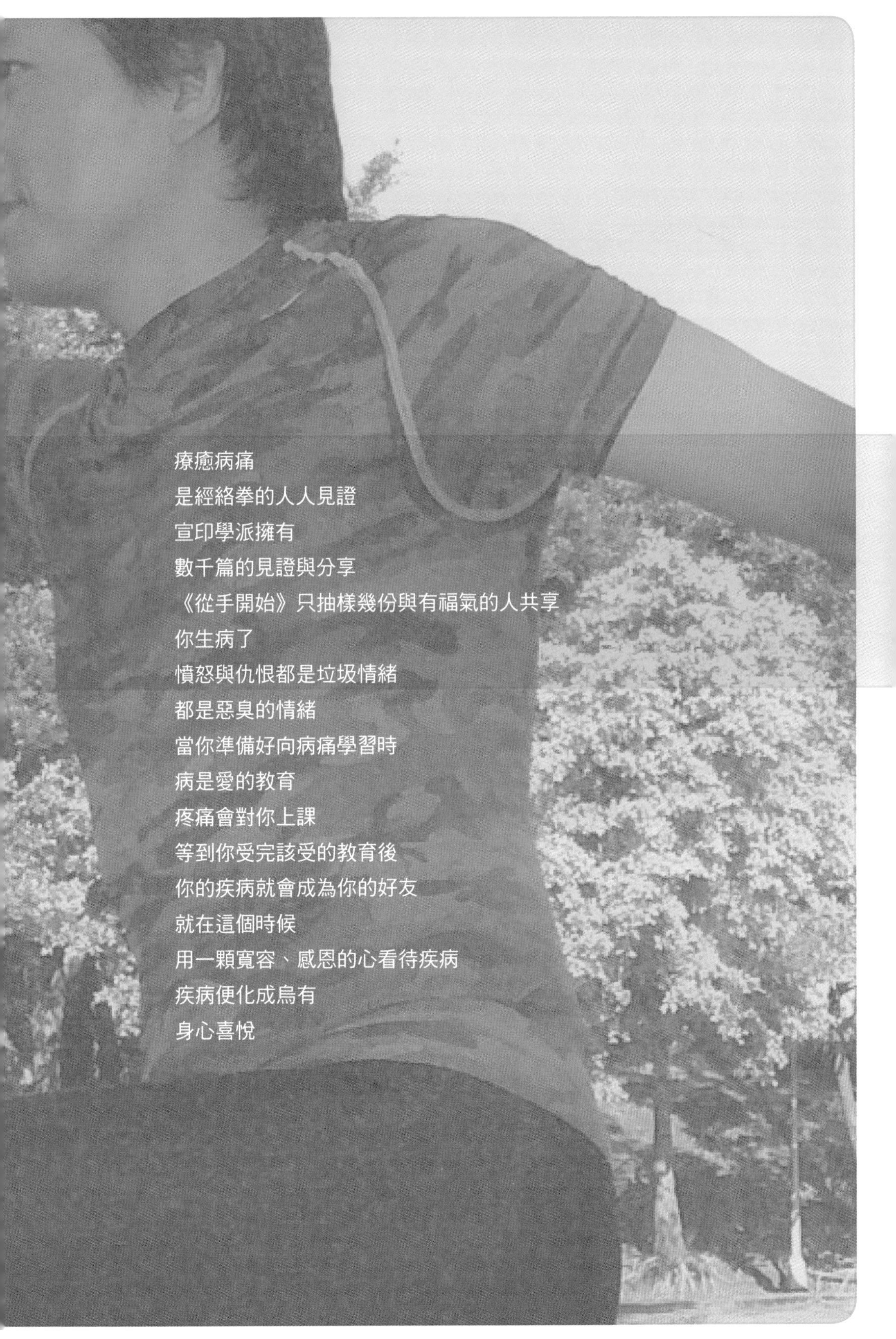

療癒病痛
是經絡拳的人人見證
宣印學派擁有
數千篇的見證與分享
《從手開始》只抽樣幾份與有福氣的人共享
你生病了
憤怒與仇恨都是垃圾情緒
都是惡臭的情緒
當你準備好向病痛學習時
病是愛的教育
疼痛會對你上課
等到你受完該受的教育後
你的疾病就會成為你的好友
就在這個時候
用一顆寬容、感恩的心看待疾病
疾病便化成烏有
身心喜悅

只打經絡拳就讓子宮肌瘤縮小

林慧秀 行者

每個人在生命的成長過程中，都會碰到不同的導師，也有人在生命結束的最後一刻，都無法遇到真正的生命導師，我比他們都幸運，因為我有緣結識了宣印導師，他是把開啟生命心靈的鑰匙，指導你剖析身體的經絡，引導你探索內心深處的世界，讓你成為一個能夠面對現實而自我負責的健康人。

但相識恨晚，人生的重大抉擇已經過了一大半，所以往後的人生功課，更需要宣印導師不厭其煩的教導。

人吃五穀雜糧，哪有不生病的，但生病並不是壞事，反而是給你心靈改革的大好機會。兩年前，我的身體裡發現了一個直徑約5公分大的子宮肌瘤，當時醫生建議做子宮切除手術，一則根除問題，一則勞保有津貼，因為考慮到切除後有再長的可能，所以沒有立即採行醫生的建議。

後來經由宣印導師的辨症，再加上學姐的經絡調理，短短兩個月的時間，在未使用任何藥物的情況下，只打經絡拳，就讓身上的子宮肌瘤縮小至3公分，持續半年的身心Tapping，不但繼續縮小至1.8公分，也讓自己緊閉許久的心門打開，走入人群並自在的吐露心聲，有自信的傾聽各種不同的聲音。

這樣的心性轉換歷程，讓我衷心感謝身體裡的那個肌瘤。導師說：「癌症是經絡不通與失去平衡，形成細胞不斷異常增生。」從此以後，身體上的任何病痛，再也不會令我感到恐懼，我有信心與把握能夠紓解並改善，因為我在打經絡拳平衡細胞。

生活中不如意事十之八九，要做好自己的情緒管理，除了透過不斷的學習以外，最重要的是親身體驗。親身體驗才能真正體悟到問題所在，一次次的破解讓心性有所提升，才能找回真正的自我，這就是喜悅，也是這四、五年來讓我排除各種困難、繼續學習的原動力。

經絡拳規劃各種學習課程，協會不定期舉辦適合闔家參與的活動，讓生活繁忙的現代人，能更有彈性的調配時間關心自己的健康、與家人以及身邊的朋友互動，讓我們的家庭更和諧、社會更安定，有此基礎，必能邁向喜悅世界！

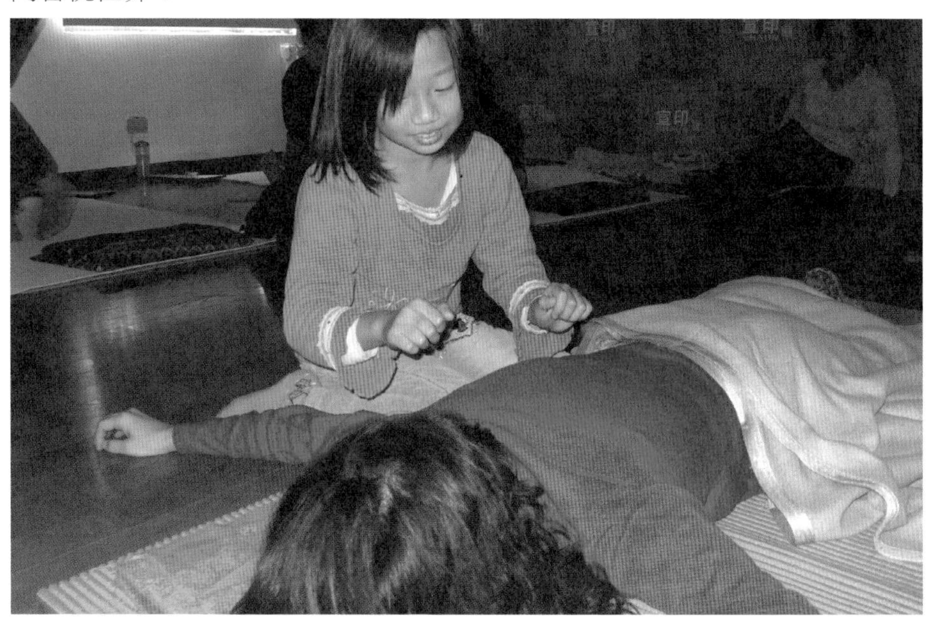

她驚奇的視我為神醫

▌方玉琪 志工

今年七月底參加朋友舉辦的環島旅行，車行至花蓮、台東之間的一個鄉村，遊覽車爆胎拋錨，足足停留了五個小時才重新上路。漫長的五個小時等待時間裡，我和我先生帶動經絡拳活動，有人興致勃勃，有人興趣缺缺。

其中一位是從美國回來的女士，年約三十歲，受西方教育已取得博士學位，起初的態度是不以為然，不參與。

閒聊時，得知她近日因旅途勞頓而腰部扭傷，不舒服的情形已經持續了好幾天，我請她彎腰並幫她處理腿部膽經，約莫十分鐘，她承認改善了很多，於是再請她彎腰並處理腿部膀胱經，也是大約十分鐘，再請她自行轉動腰部時，疼痛竟然不見了。她驚奇的視我為神醫。

母親不用枴杖走路

吳菊英 志工

一個多月前，我的母親因為血壓過高造成小血管破裂，引發了輕微中風。當時送往醫院的時候，醫生並無特別的處置，只是以藥物降低血壓後便回家休養了。

回家後，母親已經行走不便，必須使用枴杖，而且身體虛弱。後來，我每星期以經絡拳的方式為母親處理一次。第一次處理，僅將腿部、手部、頭部的經絡以揉擦方式疏通，其間並教導小妹為母親處理，母親恢復得相當快，經絡拳的療效非常好。

第二星期的處理方式是平躺挺起修打腎經鼠蹊部位，很快的，母親逐漸可以不使用枴杖走路了。第三個星期處理手三陰與足三陰，背拍腳背，放鬆心包經並輕拍四肢。

到目前為止，母親已恢復泰半，最重要的是感謝宣印導師的指導，讓我們人人都有這萬能的經絡拳，能夠大方地向每一個遇見的人播送慈愛，並得到身心的健康。

腦部斷層掃描結果均顯示正常

林瓊瓔 講師

有位五十二歲女性，整個頭部疼痛，發作時痛得直想鑽地，持續了二十五年，腦部斷層掃描結果均顯示正常。

我以經絡拳辨症論治：經過頭部的五條經脈均加以疏通，請她有空時自行加強處理，並放鬆印堂、臉部胃經及頸部。之後持續了半年都不曾發作。顏面、下巴、頸部淋巴等均Tapping改善。耳鳴、重聽也都痊癒。頭痛也好了，不需再吃藥。

感謝宣印老師啟蒙了我的雙手，讓我的大愛能散播到每個人的心以及社會的每個層面，讓我們的能力、信心受到肯定後，再回饋到我們身心深處，那份喜悅是無法言喻的，在此深深感謝宣印老師。

每個人的生命，不管是先天的遺傳或後天外在因素所引起的每個不適的症狀，都是讓我們歷練心智成長，如何承擔、分享與回饋，只要我們相信自己，發揮無限的大愛與恆心，就會擁有及享有。

涂老師的神奇經絡拳

涂智奎 行者

我有一位小提琴學生為氣喘兒童，病發了三、四天，心跳急促，呼吸道發出咻咻聲響。

上課時無法專心，我立刻以經絡拳為他辨症論治：先處理肺經找出治療點後，疏通治療點上、下經脈。待咳嗽情形和緩後，處理心包經、心經約五分鐘。

我以輕鬆的氣氛帶動，他雖然大笑而咳嗽不已，但咳完後就好多了。症狀也改善了80%。

從此，學生群中流傳著塗老師的神奇經絡拳。

服務是創造生命最好的方法

蔡淑容 老師

經絡拳就生活層面而言是一門實證的功夫，在透過服務的過程中，每一次的神奇療效都讓那一些第一次接觸經絡拳的被關懷者讚嘆不已。尤其最近的幾個案例不斷獲得患者的肯定，同時也讓自己的能力和信心倍增。

兩星期前，公司的一位業務主管，手按腹部、躬著身軀到我們部門向一位女同事要胃乳片，因為他的胃非常痛。看到一位大男人被折磨成如此狼狽，可見情況一定非常嚴重。看到這種情況，自許志工家族成員的我，當然義不容辭地立刻將他請進我的辦公室裡。

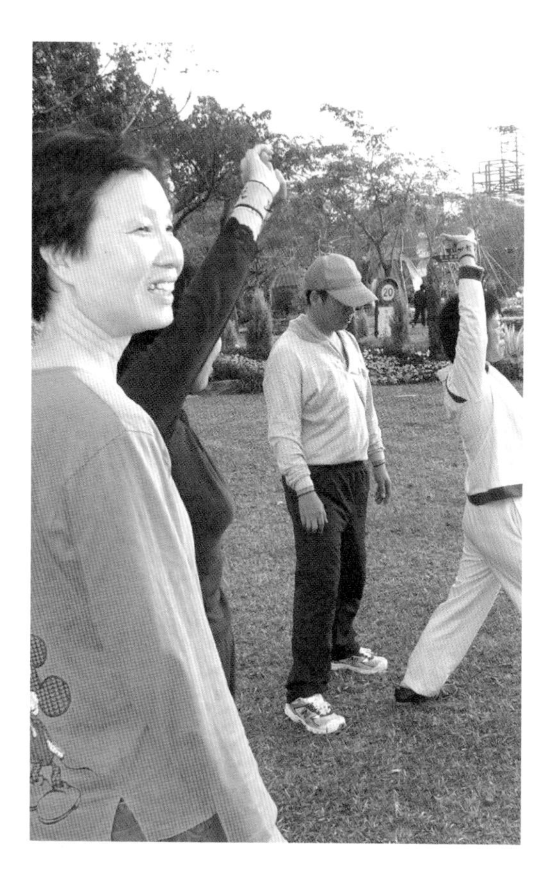

首先我請他坐下來並放輕鬆，一面與他聊天瞭解情況，一面以愛心拳探測他腿部的胃經，果然找到了非常敏感的淤滯點，於是以對方可以接受的程度，振盪大腿、小腿的胃經，並加強足三里的部位。此時，同事的胃不再那麼的痛了，最後再振盪他的雙腿，同時以手指關節放鬆其背部對應點上的膀胱經各穴。

在他的感謝聲中，看到這位同仁不再疼痛而神清氣爽地走出辦公室，我由衷的感恩他，讓我再度在實證中更加肯定經絡拳在未來人類必定扮演著無可取代的地位。

在一次星期六的關懷活動中，一位六十餘歲的女士，感覺子宮有下墜的不適感已有數日了。辨症之後，先請志工們加強振盪肝經與胃經，再幫她腹部放鬆，處理後問她感覺如何？她說許久不見的輕鬆感又回復了，並且感恩志工們的服務與付出。

數天後再見到她，她走過來對我說：「老師，謝謝您，現在已經完全好了。」當時我尚未會意到她為什麼事來謝我，經過她的說明才恍然大悟。恭喜她之餘，心中著實有另一番感動。只是隨手的付出，竟得到別人的掛念及感恩。

經絡拳真的了不起，它可以讓我們原來自以為平凡的雙手，變成一雙能創造出奇蹟的手。在此，我不得不佩服宣印導師的智慧，更讚嘆導師那無私無我的胸襟氣度，將畢生所學傳授後進並貢獻給全世界。

我發現，服務是創造生命最好的方法，在服務的過程中，我們對經絡拳從理論推升到實證。對患者而言，他們得到了身體的改善，而我們也夠獲取無價的經驗和無上的自信與能量。

翻出隨身攜帶的經絡拳講義

蔡清春 志工

今年六月間，太太和我到台東出差，氣候炎熱，飲食不當加上舟車勞頓，她於一日凌晨兩點開始高燒不退，徹夜輾轉難眠，我心裡十分緊張，因為台東地處偏遠，醫療設施難免有所不足，深夜不知該往何處投醫，等到天亮又擔心病情惡化。

沒有任何依靠的情況下，既為經絡拳人豈能輕易屈服?!於是躍身而

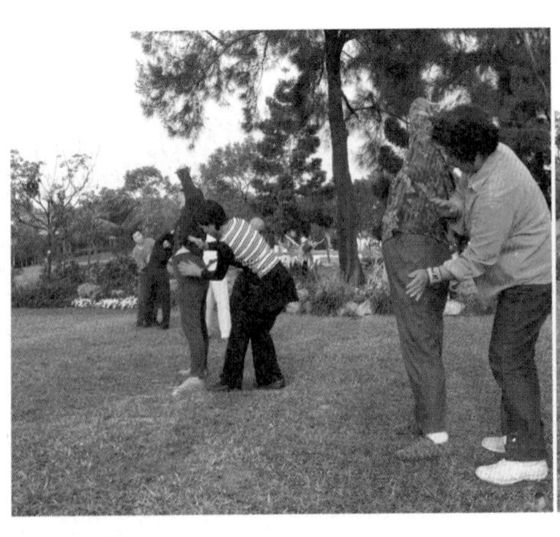

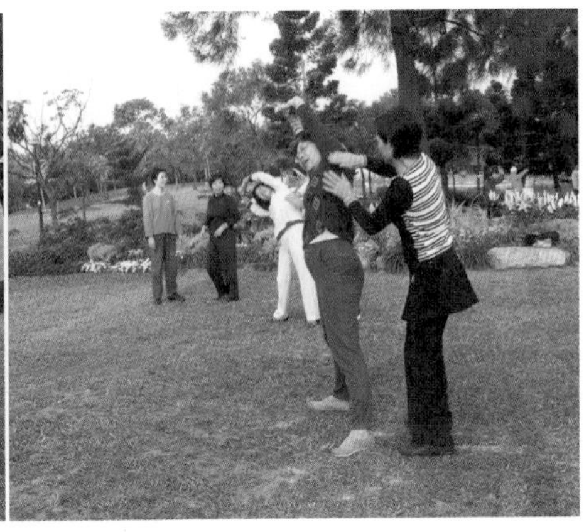

起，翻出隨身攜帶的經絡拳講義，迅速找到防冒操的那一頁，其中有一處方是退燒專用的，處理的是風府、風門和肺俞等三個穴位。

頓時心中有所依靠而信心十足，請太太坐起身來，以圓角瓶蓋和乳液先為她刮痧，再輪流處理退燒的三個穴位。經過大約二十分鐘，她就感覺舒服多了，繼以輕輕振盪，前後不到三十分鐘，體溫已經下降，不久即已熟睡。隔天醒來，發燒已消退。小小的經驗，感覺卻是受用無窮的。

經絡拳真可謂隨身法寶，平日可健身，急難時亦能疏困。帶著雙手當下就可解決問題，以後出差到什麼地方都不用擔心了。

家人因為我的因緣而改變了

湯德人 講師

在經絡拳的研習中，一些身體上神奇的反應已不足為奇，而在人際關係上的突破能力才是令我深感不可思議的。

透過兩年的學習，我的家人由戲稱我是蒙古大夫，直到姊姊、妹妹共

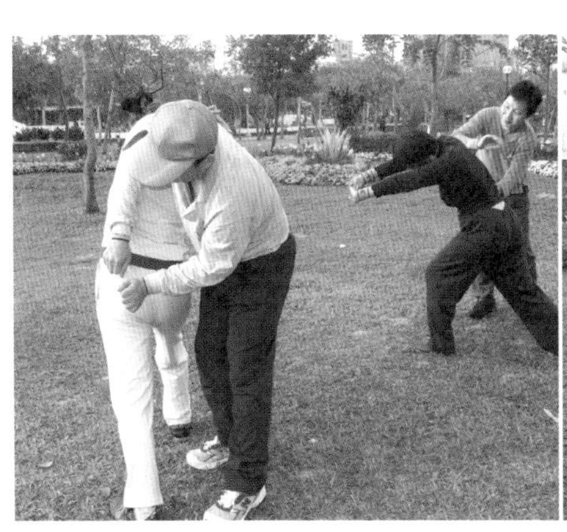

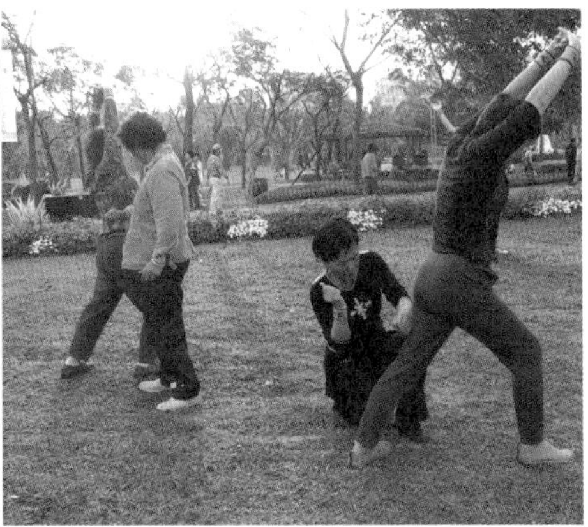

同參與經絡拳的研習；由爸爸每回見到我就告誡我切勿「不務正業」，到目前每回要求補補氣來舒活舒活，我的家人因為我的因緣而改變了！

我的家人除了好心情之外，在過去只能用擔心和「大聲規勸」來愛彼此，這種方式雖然親膩但比較容易互相傷害，所以年紀越大就開始盡量少用這種方式，然而爭吵少了，關係也遠了。

當經絡拳這種方式被認同後，大夥都開心極了。原來，距離近不一定有的只是摩擦，還有可能會是一種愛的對待！

我的家庭未因孩子大了而各奔東西，它讓我們每個人都能感到家庭的溫暖及被重視，我們都以身為家中一員為榮。

我的家人也許並不知道是什麼因素使家中的氣氛變了，但理論上它一直都是不重要的！只是沒想到將經絡拳帶到家中後它的融和竟是如此地理所當然，神奇吧！

經絡拳真的不是一種理想，它是一種生活方式。

經絡拳與我

洪茂征 學員

我已經三十歲了，至今仍一直在找尋，卻始終無法告訴自己：在這一生中到底所求為何？彷佛真的只為了生存、活命而活著；直到前幾年接觸了佛法，才覺得其中的真義能帶給我身心的平和與寧靜；但日子久了卻發現我離佛的境界也越來越遠，有些時候，我連自己的思想和舉止都無法理解，也就是我竟然連自己都沒辦法瞭解！

五個月前，我第一次接觸經絡拳，給我的第一印象是：太不可思議了！太偉大了！究竟什麼是「喜悅世界」？什麼又是「世界一家」？這引發了我的探究之心。一直到親身體驗到雙手振盪經絡的能量，我就喜歡上經絡拳課程，喜歡這個因緣具足的團體——身心喜悅協會。

經絡拳讓我對自我能量的發掘，以及自我對宇宙生命的責任，有了另一份期許。每當我運用半調子的拳法幫他人辨症的時候，雖然不是信心十足，但對方所回報的心得分享的確令我身心鼓舞。透過經絡拳的互動，譜出了家人、親友與我之間的關愛之情，彼此交心、真情對談，說出心中的愛、心裡的痛。

學習經絡拳讓我的身心靈兼修，但因為個人才疏學淺，只能習得課堂上的小部分而已。學習近五個月的時間裡，由於沒有用心體會，再加上自認身體尚佳的「鐵齒」心態，直到那一天修習經絡拳法時，正確觸及經絡瘀滯點所引發的痛，才終於認識了自己的身體，也終於真正體驗到了經絡拳的能量。

從此，每一次的上課總令我覺得光陰似箭、意猶未盡，雖然常常因為上課內容豐富得來不及消化，一旦下了課卻又滿心期望下一堂課快點到來。這是健康、和諧、喜悅的心情，也因為這種大家庭式的相處、教學，讓我更懂得感恩，感恩家人、親友，感恩曾經成就我的每一個人，自己習得用智慧處理事務，為自己的生命負責。

健康是用時間換來的，雙手的潛能需要自我掌握喜悅與痛苦的心念、感觸生命的特質，這融洽了我與太太、爸媽間的疏離。

漸漸地，我不再依旁人的觀感而生活，我以自己為中心，握拳向著自己，我想敲開自己的心門，愛別人先從愛自己著手。

期待著打破過去的我，先得到心靈的平靜，進而能「宣揚經絡拳，印打身心靈」。

我是喜悅人

王美琴 學員

自第一次踏入「身心喜悅」上課，對這個「共修的地方」就不再感到陌生，那種感覺就像平日下班後回到了「家」——親切、可愛、自然。

長久以來，我常問自己：「為何而來？」問了十次、百次，我給自己的答案是「找回真正的我，回歸自然。」尋覓了很久，經過友人的推介，我在這裡找到了自我。「找」這個字加上一撇就成了「我」。在我的生涯規劃裡，50歲以後要去完成我想要做的每一件工作，第一件工作就是身心靈的健康。我準備於4年後退休，真正踏上人生的五福路。回顧近二十年的工作生涯，都是將自己所知的專業知識傳授給學員，忽略了為自己的健康負責，對自己十分歉疚。

雖然於兩年前開始轉型——利用課餘一面充實專業知識，一面為自己的身心靈健康舖路，直到進了「身心喜悅」之門，才真正有個明確的目標。「自然便是美」，「天人合一就是美」，不假任何加工就是「自然」，自然當然是美。人生了病固然需要藥物的治療，如果能夠藉重最自然的方法及現有的天然環境與資源取代藥物，重新拾回真正的健康，何嘗不是一種回歸自然的美。

三年前的因緣際會，領悟「自然」的真正意義，全家大小在這三年裡未曾使用過任何藥物；生病的時候，都是用自然的方法自我調理，也就是當自己的醫師，自己救自己，自己醫自己。今天有幸加入身心喜悅協會，剛好與協會推廣「自救救人」的理念不謀而合。

每天，我給自己一個目標：幫助5個人Tapping三焦經或膀胱經。現在的我一看到人，就覺得手「技癢難耐」。我會告訴接受我Tapping關懷的人，利用自己的雙手紓解身體痠痛，這是幫助他人自救救人的一小步！

如今身為「喜悅人」，期盼每週一次的上課，每天晚上，女兒和兒子總會等我幫他們補補氣再上床睡覺，當然，他們也會幫我補補氣的。課堂上學習到的經絡知識，我會立刻與家人、同事們分享，希望在「施」與「得」之間，獲得真正的身心靈健康。此時此刻有著超然的感覺，是工作二十餘年來從沒有過的喜悅。我要超越現在的滿足，找回真正的自我，往真正「喜悅人」的道路邁進。

十分感激宣印導師的教誨，回首二十餘年執教生涯，此刻接受再教育，如獲人生至寶。「身心喜悅」這塊園地就是一座寶山，每一次上課都讓我不虛此行！

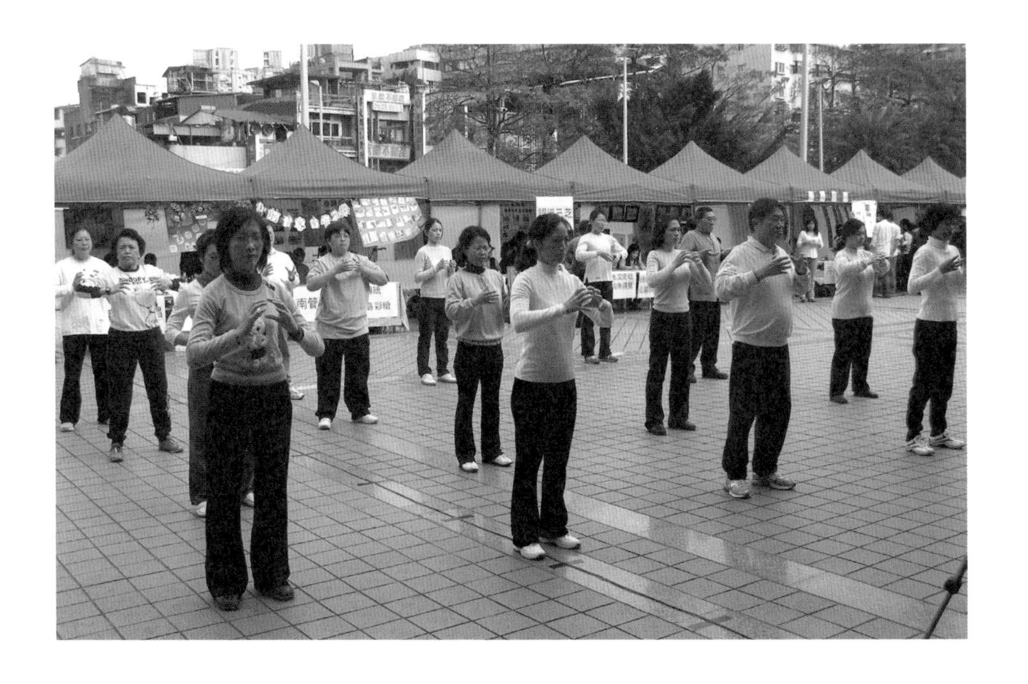

經絡拳戒治班

林慧子 老師

自協會承辦桃園女監「經絡拳戒治班」以來，相信經絡拳能為受刑人開闢出充滿愛、平安、幸福和喜悅的生命道路。

我追隨宣印導師，體驗出「教導」的本質是「付出」，自己不過是藉由身體表達語言和行為。因為希望教導人們「愛」，所以自己必須學習將心中的愛釋放並延伸到世界上的每一個角落。

當自己全心全意將心中的愛與戒治班學員溝通的時候，她們以嶄新的「愛」全然呈現在你面前，實在令人感動與欣慰。下面是學員們內心真切感受的分享，有數百篇的打經絡拳的心得，我分享三小篇：

達到減重5公斤的效果哦！

從調適期到現在已經上過好多次了，每一次上課，慧子老師怕學員有所不明瞭，總是不厭其煩的一再解說。在所有戒治輔導課程中，我覺得最有趣的就是慧子老師的課，因為她經常播放好聽的音樂，讓優美的旋律淨化我們的心靈，當心充滿寧靜和喜悅時，所展現出來的一切就是最真誠的了。

慧子老師告訴我們：「經絡拳主要是開發人類雙手的能量，而經絡拳是其中的一部分，藉由振盪全身的經絡，讓我們的身體更健康。」自從每天勤練經絡拳以後，技巧越來越熟練，已經消除我身體上的經期不順、便祕等許多毛病，還達到減重5公斤的效果哦！

在未接觸經絡拳以前，從來不知道用自己雙手簡單的修打身體經絡，竟然能夠產生如此大的妙用呢！現在終於知道：我們的雙手，蘊藏了無盡的神奇能量。

我，一定做得到！

上過兩堂課以後，慧子老師就在我心中留下了善解人意的天使形象。上她的課，總會讓我想到自己的未來目標與理想，上課氣氛那麼的溫馨，她鼓勵我們的話激發了我心中的意念及鬥志。

人不能沒有鬥志，人生沒有飛不起來的氣球，除非是沒有打氣，慧子老師就是為氣球打氣的人，一步步帶著我們走向人生的目標。天才不一定會成功，只有努力才會成功。

我相信自己的人生觀已漸漸改變，而且在重獲自由之前，心中已堅定自己真正想要的，出去後就算再多的「東西」擺在面前，我看都不會再看一眼，將視它們如糞土。我，一定做得到！

經絡拳真的功不可沒

經絡拳是我最喜歡的課程，從調適期開始上這一門課，至今已經兩個多月了，心中有許多的感動。慧子老師說：「戒治班讓身體暫時失去自由，但心靈是自由的，感恩一切。」

過去的日子裡，我們心中沒有喜悅，不懂得愛惜自己、疼惜自己，在失意、沮喪中度過漫長的歲月，直到今天才聽到這一聲呼喚：「要記得愛自己。」當時內心的震撼與激動讓我熱淚盈眶，原來，生命可以如此柔軟、如此喜悅，而且充滿了愛與關懷。

修打喜悅操的感覺很棒！由於我們心中的執著，還有身體健康不佳，修打時會顯得特別疼痛，慧子老師叮嚀我們用心修打，讓身體緊繃的部位變得柔軟，便能聚集更多的喜悅能量。藉由喜悅操的修打，不但讓自己散發美麗與健康，最重要的是自我肯定的信心。

來到戒治班兩個月，沮喪、陰霾的心情一天天遠離，取而代之的是充實與喜悅，在這裡的認真學習讓我蛻變、成長，經絡拳真的功不可沒，它對我的影響是最直接的，因為我開始懂得愛自己，開始用心的過每一個日子。愛與期盼，使我的生命不再黯淡，很感激能夠接觸到經絡拳，感謝為我們帶來這門課的慧子老師。

生命的缺口

李菁萍 行者

好像不久前才由同學介紹我參與協會的活動，怎麼一轉眼就已經過了五年多了，讓人感到快樂的日子總是過得特別快。

還記得剛加入時的我什麼都不懂——經絡拳是什麼？陰經、陽經又是什麼？隨著每一次上課與同學的共修，身上總是青一塊、紫一塊的，讓不知情的人總以為我受到了虐待。有一次表姐打電話找我，恰巧我到協會上課，也不大瞭解我上課情形的先生竟然回答表姐：「我也不太清楚菁萍到底是去哪裡、上什麼課？只知道回來身上總是青一塊、紫一塊的。」不管別人異樣的眼光，不理會旁人懷疑的試探，我依然快樂的上課去。

到底是什麼這樣的吸引我呢？這個問題費了我許多時間思量，最後我終於瞭解——是對每次上課的期待，就好像小朋友的好奇一樣，想想老師會教些什麼新奇、好玩的經絡操，開拓心田的心語與行語，使人由內心的沉思到行的改變。

宣印導師總能帶領著我們從不同的方向看待同樣的事物。記得有一次行語是「生命的缺口」，直覺「缺口」就是不完美、不好的，但老師讓我們瞭解「缺口」是流掉不合時宜、不好的想法，讓我們有空間接納新的觀念與思想，就像納百川的大海一樣。

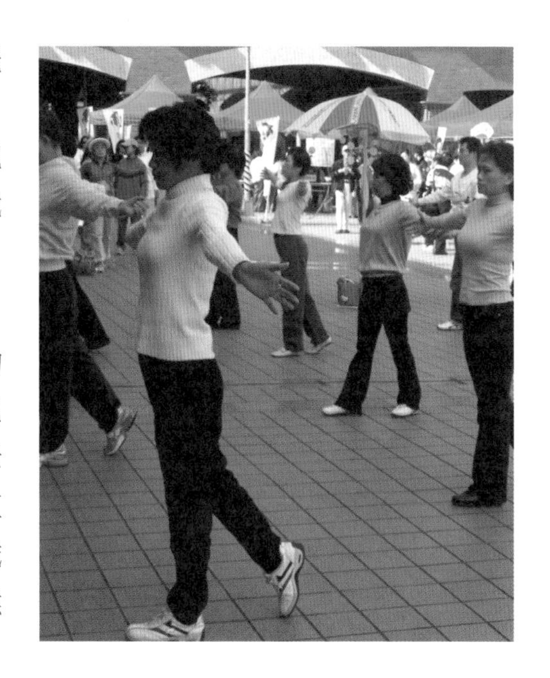

健康的身體有助於心靈的成長，透過經絡拳的方法讓自己瞭解經絡感到特別疼痛時，表示身體發出警訊，健康可能亮了紅燈，身體的負荷滿載，需要卸載了，讓自己學會一種真正的本然療法。

幾年來，從老師身上學到許多立見奇效的手技，所以公司同仁只要中暑、胃痛、腰痛、生理痛……總會跑來找我：「菁萍，妳有沒有空？」同部門的同事便戲謔：「來，先來這裡排隊掛號哦！」就這樣聲名遠播關係企業的其他部門。

自己常想，學了利人利己、自己快樂又能帶給他人快樂的精彩課程，真的要感恩帶我入門的同學，讓我全然的接納自己、愛自己。

經絡拳是新的本草綱目

莊天圳 老師

時下慢性疾病猖獗，在世界各地急速蔓延，疑難雜症繁多，或許您已經察覺，不論醫者或患者也都慢慢的意識到，疾病不是一天造成的，泰半是由於生活方式不當，日積月累而成。

不當的生活方式中，除了食物攝取的不均衡、生活環境的污染，最重要的是精神壓力大、情緒不安、缺乏正當而適度的體能運動。而這些情形都不是目前醫療主流的西方醫學能夠全面扼阻與改善的。

中國醫學古籍即已強調：「治病治心。」身心平衡，以致中和，乃中國醫學治病治命的最高準則。

經絡拳是新的本草綱目，是本然療法，善用自己的雙手打造健康，強調自己的力量成就自己生命的完整性，透過雙手打拳體悟人生，透過雙手表達對生命的關愛與關心。

因為生理上、心理上的創傷都會導致身體肌肉及筋膜組織的緊縮、硬化，而使五臟六腑喪失原有的功能與平衡，不但造成生理上的病痛，也壓縮了心理的彈性與範圍，因而形成環環相扣的惡性循環。

宣印精神為「宣揚經絡拳，印打身心靈」。如果能夠用心關注自己的肢體心靈，用心面對，從手開始，以靈體打通肉體，感知自己、察覺生命，以承擔更大的自我責任，創造出沒有衝突、沒有疾病、充滿知覺而能夠享受健康喜悅的人生。

若是沒有自己親身的實際體驗，就不會有真感受的分享。感恩宣印導師的教導，透過經絡拳，調整過去不成熟的觀念，確定我自己生命的定位與生命願景——打造自己，一生無病，造福人群！

很有效耶！

戚齡方 學員

老師教我修打大腿內側，因為我的腿經常會莫名其妙地腫起來！我坐在椅子上一面看著老師幫其他人看診，一面不停地修打自己，刺痛讓我頭皮發麻、額頭冒汗，徐姐還倒了杯溫開水叫我持續補充水分。大約過了兩小時，我的腿消腫了，僵硬的肌肉變柔軟了！

老師教我回家每天繼續做，而且雙腳抬高，讓氣血回流。我照著每天操作，覺得身體日有改善。於是我開始好奇：「這是什麼道理呢？」加上我全身的小毛病真的不少，所以更想多瞭解一些，看看困擾自己多年的五十肩、全身性痠痛、腸胃不適、腳乏力等狀況，是否能夠因而改善。

在婆婆生日聚會時，我依樣畫葫蘆地把老師教我的幫四姑修打，沒想

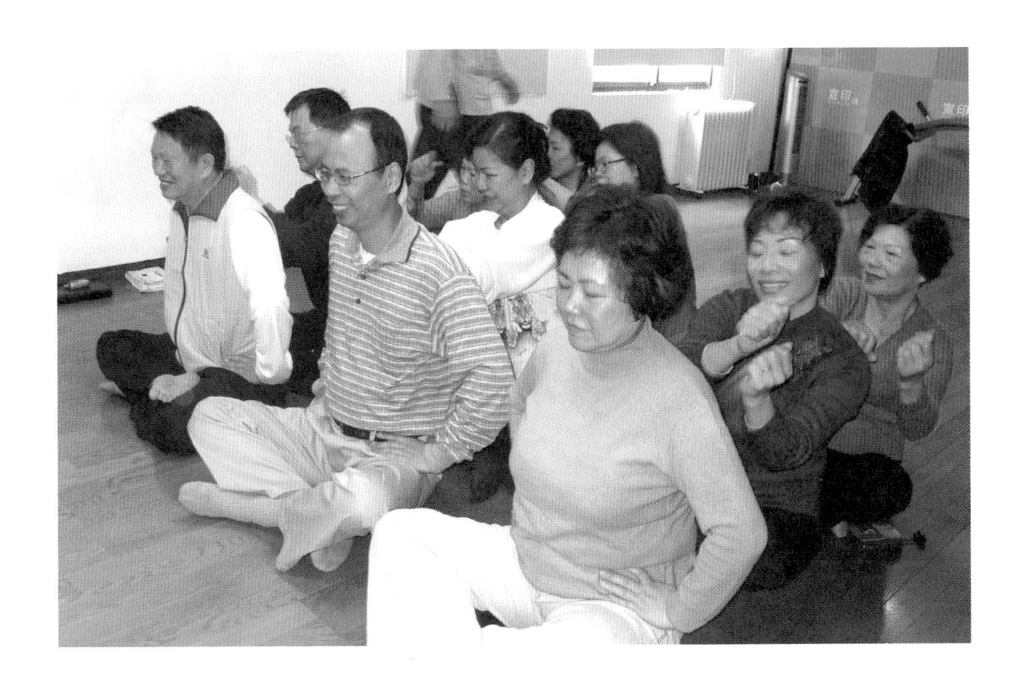

到多年來她每晚腳會抽筋的情況，就從那一天開始修打以後，一直到現在都不曾再發生了，她也開始對經絡拳的奧妙產生興趣。

我們兩人就開始招兵買馬，為了學習而努力。經過一個多月終於湊足了一班的人數。感謝老師，每星期日不辭辛勞地從台北新店趕到桃園來教我們，而學員也遠從台北的南港、永和、士林、鶯歌和龜山等地趕來學習。

經過七週的研習，我們學會了清淨操、活手操、經絡操。經由學習，每天實踐，每一個人不舒適的情況都獲得改善，精神和體力也感覺到相當的進步！雖然經絡循行路線及穴道的精確位置，對我們而言稍微難記了些，但是能夠找回失去的健康，提高身體活力，改善生活品質，得到身心喜悅，我們會朝著目標前進。

現在每天，我都快樂的和家人共修，讓自己面對自己的痛苦，我們相信痛苦一定會越來越減輕，身體會越來越靈活，精神會越來越輕鬆，那就快樂賽神仙囉！當然，我們也希望自己能夠盡力幫助有病痛的朋友早日脫離病痛的折磨才好！

每天用心修打，甚至在同事、朋友間聊天時也是動口又動手，獲得的回饋是「好舒服」、「感謝」，無形中帶給自己更多的喜悅。每天忙、盲、茫，加上網際網路的普及，原本是提升、改善人類生活，卻也造成了很多人生活在密閉的小空間，手握滑鼠、眼觀螢幕，無形中疾病患者的發病年齡愈來愈輕，如此說來，更顯出利用現有雙手修打自己補充能量，應該是每人必備的養生保健工具。

雖然我只是經絡拳的初級入門生，但是因為自己努力修打，血液循環更好而身體漸漸有所改善，真的感到相當欣慰，對於求學中的女兒，也能夠幫助她懂得自我休養調理，我問她：「為何那麼認真修打呢？」她笑著回答說：「很有效耶！」相信只要有耐心、恆心、用心、喜悅的心，我們的未來一定會更加的美好。

我身上的病真的已經痊癒了

呂麗娟 學員

坦白說，剛開始接觸經絡拳，我實在搞不清楚：「這樣拍打振盪，就能改善體質、遠離病痛，太神奇了吧？」迷迷糊糊上了兩堂課，回家後也沒認真的練習，經絡拳是經絡拳，我還是我。直到有一天，同學說：「我的皮膚變好了，肩膀也比較不會緊繃而痠痛了。」我才睜大眼睛仔細地看看，果真如此呢！於是下定決心，好好研習這門功課。

老師說：「經絡拳是和自己的身體對話，提升身心靈獲得充分的釋放。」對喔！我從來沒有正視自己的身心靈，單純地以為頭痛醫頭、腳痛醫腳，殊不知有些疾病的表象是由於內在的壓力、焦慮、煩心所造成，當你的心靈無法獲得滿足與釋放，這些疾病自然伺機而起。

試想，如果有一種自然療法，不用吃藥、打針，就能讓你預防疾病、自救救人、提升靈量，達到身心喜悅的境界，你難道不願意打開心胸接納嗎？

正如老師所說：「放下老舊的『自我』，打造一個快樂的『新我』，為自己換一顆『心我』。」經絡拳的終極目標讓我深深瞭解到生命的奧妙與偉大！感謝老師耐心教導，讓我們一群人結此善緣，現在我身上的病真的已經痊癒了，感恩這一切美好的因緣，讓我用雙手共創健康、喜悅的人生！

雙手的神奇力量

何明亮 老師

八十九年十一月三日上午，宣印導師帶領著郭靜珠老師和我，在松山機場搭機南下，經過五十分鐘的飛行，在十一點多抵達屏東機場，工會的蔡茵茵小姐以專車接我們前往工會先事休息。

課程中，宣印導師精闢的立論及動人風趣的授課風采牽引著全體學員，在學員們專注的神態以及全程參與的互動中，我們深深地被他們的好學及熱忱所感動。發人深省的宣印醒語，震撼性的觀念在學員們的內心深處激盪著。

希望終有一天，每一位學員都能夠撞擊出自己的生命光輝。經絡拳從全方位的身心靈角度詮釋六種拳法，讓學員充分瞭解、體驗如何善用自己的雙手。簡單易行的經絡處方，也讓我們屏東的朋友體驗神奇的經絡拳。有位舞蹈工會的老師，在第一堂課學會了喜悅操第一式喜悅手部之後，回家自行操作，竟然大幅改善手指僵硬的症狀，喜出望外的心情無以言喻。

雙手的神奇力量在關懷共修活動中，拉近了彼此間的距離，看到許多對夫妻在共修中體貼投入的景象，叫人不禁為他們喝采和祝福。人與人之間的關懷就是這麼地容易、自然。日新月異的科技，雖然可以縮短時空的有形距離，卻無法拉近人與人心靈之間的無形隔閡，只要透過經絡拳，就可以輕易地將隔閡消弭於無形，雖然神奇，但是每一個人都能夠做得到！

宣印導師為了關懷學員，宣佈舉行義診關懷活動，經不起學員的殷殷期待，以及蔡理事長的懇切請託，於是改成每個星期六上午都舉行義診關懷。經過如此的調整，仍因時間有限制而無法為每一個需求者服務，導師一行人才匆匆吃個便當後直赴機場搭機返回台北。

義診過程中，宣印導師對每位求診者悉心辨症，對每個人的症狀，給予心靈上的開導以及經絡處方診治，再交由郭靜珠老師和我，指導他們自療手法的操作與技巧。在求診者淚水、滿腔歡喜的表情以及誠摯的感恩聲中，我們見到了受到撫慰的心靈和受到激勵的生命。心中的感動實非言語筆墨所能形容。

八天研習活動中，讓我們領略到南部朋友的熱情和質樸，也察覺到學員們從開始的拘謹到後來的輕鬆自在。對很多學員而言，這幾天的課程應該是一種嶄新的體驗。我們深信世界上還有許多像屏東學員一樣的朋友，需要被關愛、安慰和引導。志工家族的成員們，在我們面前的道路非常寬廣，正等著我們闊步前行呢！

這次的活動，在屏東地區造成極大的迴響。承辦人員反應每一堂課都有許多慕名或後悔未報名的朋友中途插班，因此學員人數越來越多，最後為了維持上課品質，他們只得在會場外苦苦勸阻熱情的朋友等待下一期再行參加。

最後分享給你，如果你的情緒一直處在低落的狀態，例如肩膀下垂著、走起路來雙腿彷彿有千斤重，然而你要怎麼改變呢？打經絡拳。當你情緒不好的時候，不要去想是誰造成的。反之，你要直接去處理自己的情緒，學會瞭解自己為什麼會生氣，將會比試著找出辦法來改變別人更能提升自己。

當有一天回想過去種種行為，你會覺得好笑。那麼你何不今天就開懷地大笑一下呢？不要再浪費時間了，用經絡拳喚醒你的身體，不管任何環境中都能處在喜悅狀態。

摘錄
宣印筆記

文字無法直接抓住你內心的渴望
文字只能間接提供體驗喜悅的機會
抽離文字的框框
才能讓所有的愛流進來
用經絡拳的行動
打至忘我
你得深吸口氣
抬起頭來挺起胸
臉上堆滿笑容
打開內心深處的共鳴
細細玩味終極的驗證
把一切定義推下海
重新看見屬於自己的大海
自我定義 我是永遠的嬰兒

心智不是用腦而是用心在每一個細胞的智慧表現——

宣印 一九九七年八月三十日

經絡拳的愛

每個「病痛」的根本
都是為了「淨化」而發生
是的
生病的主旨就是為了「淨化」身心靈
然而
很不幸地被理性的醫學逮住後
便成了毀滅生命的「病名」開始

直到有一天你開悟
認識了死亡的國度
沒有病痛的限制
才懂得拋棄一身是病的無明念頭
並將「病」轉化成「光」
直到存在的國度裡「都是光」

你便明白
病痛是生命中唯一的治療
的確
一旦你認清了方位
輔導靈將歡迎你
我最親愛的家人
請您啟動你的雙手
經絡拳的溫暖

滌淨你的心
滋養你的靈

經絡拳的愛
感激生命蛻變
喜悅幸福長伴

宣印醒語
觸動靈魂能量
你，歡欣鼓舞參與
造化一切生靈輝耀

經絡拳
拿去你的痛
化解你的苦
助你生命再度完整

喜悅課程
難忘的學習經驗
心智深入的體驗
喜悅天使，等你入列

瞭解經絡
人體有十二經絡
內屬於臟腑外絡於肢節

溝通全身內外上下
運行氣血到各臟腑組織
管理身體就要管理經絡
讓經絡聽你的話
身體就聽你的了

你，經絡拳人
敞開心靈
喜悅油然而生
你的燦爛
終將驚豔世人

感恩你的愛
你我攜手踏上回家的路
因為，我是你而你是我

回喜悅的家

珍貴的你
我們未曾見過你的面
但卻已深深的愛上你
我們未曾聽過你的名字
但卻早已在此等候你的光臨

能與你一起互動成長

我們的心靈才會因完整而延展
凝視，凝視
無窮無盡地凝視你的到來
只為了幫助你忘懷大笑

奉上一拳拳的愛心
溫暖一寸寸的肢體
這裡是你的地方
充滿感恩的轉動
終將你我釋放
融合你我成為一體
一旦成真
永遠為真
永恆……

當你相信時
大家就相信了
你會發現一切都是可能的
喜悅能常駐你的心
智慧能燃亮你的靈

如果你真希望改變自己的人生
不妨在家每天打三次經絡拳
每次一分鐘地面對鏡子大笑的打
和你的喜悅系統連結上線

形成一條身心喜悅的通道

我們大大張開雙臂
迎接屬於你的奇蹟
但願你我共同喜悅心喜悅行
在抵達世間天堂前
有廣大的世界等待我們去探索
有時路途崎嶇、叢林險惡

但只要有你
我們的心將坦然敞開
充滿勇氣探索未知
再一次
回到喜悅的家

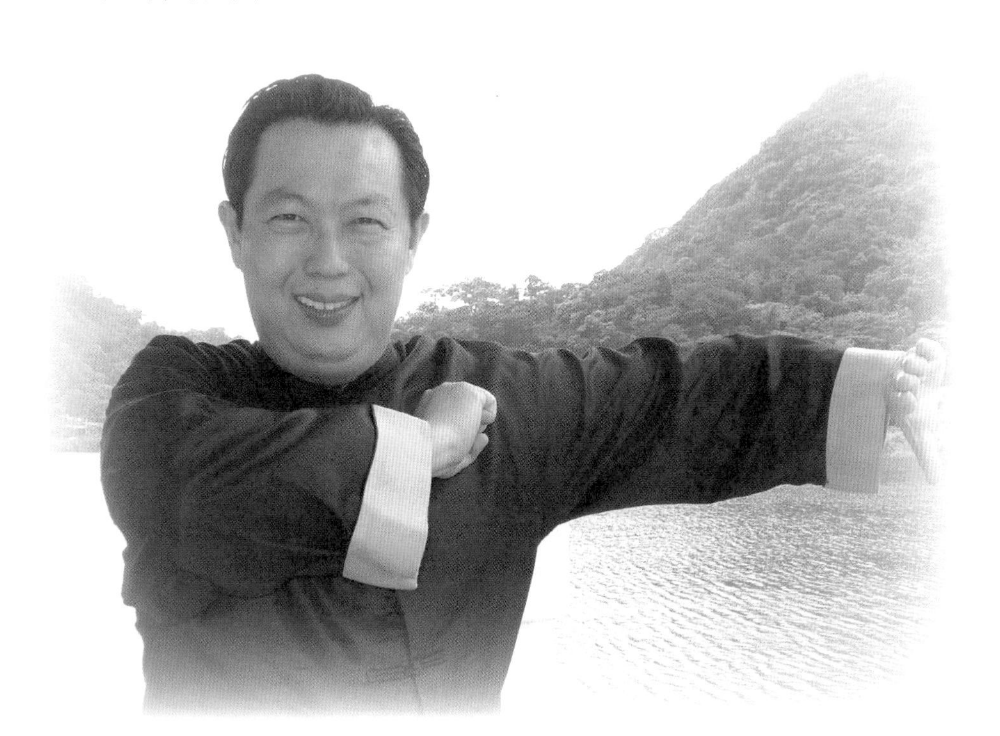

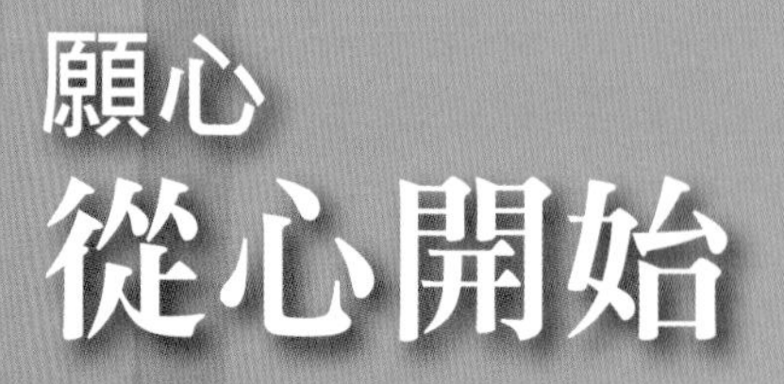

從腳行動，從手開始
腳走到哪，手就服務到哪
學習知與行的合一
正是現代人走向智慧的關鍵所在
經絡拳的關懷精神
協助人們在陌生之間，搭建一座光之橋
導引光明的喜悅能量
運行人與人之間的生命互動
使人心常保有「歡喜心，歡喜做」的人格特質
共創靈光淨化的喜悅星球

祝福愛語 身心喜悅

喜悅之門該一直敞開著，以便隨時接納令人身心喜悅的生命到來。

然而，多數人習慣因襲過去的生活觀念，不敢做任何小小的嘗試或改變，只把自己關在不變的黑暗中無奈地窺視燦爛陽光。刻薄地虐待自己去承受內心的傷痛，使靈魂緩慢、無聲地死去。

直到有一天，我們學會善待自己並敞開心懷去面對問題、察覺到微小的改變發生時，我們才算開始過真正的生活。靈魂也才能充滿喜悅的活著，如同一株向陽的小樹開始蓬勃生長。

察覺自我的愉悅是隨時可得的。覺悟喜悅是打開一道隔開兩個世界的門。如果在你的生活中的祝福愛語是「身心喜悅」，那也就夠了。因為，真實的生活始於喜悅，這是一種領悟。反之，自我認定生活始於痛苦，是埋葬生命的夢想且誤解了真理。

一個懂得察覺的人，會走入自己的內在去探索未知的喜悅世界，並豎起耳朵用心聆聽內在靈魂，接收無限的生命訊息，覺悟「整個生命界是神聖的一體」。

察覺與覺悟的並用統攝了我們的生活、行動與存在，也喚起「喜悅心喜悅行」的天賦，美妙快樂地與整體生命交流。經過多次的體驗才知道如何實踐「伸出雙手，碰觸自己」這一句人間道語，讓我們能夠熱情擁抱自己、家人及世人的身心靈世界，並在雙手觸動中找到喜悅的真理。

我們發現有愛的雙手，能撥動情感、觸動生命的心弦、撼動每個人深沉的情感，這便是經絡拳——Accupunch的原始核心。經絡拳一直忠實地守候著，等著用心的人去發掘，來幫助自己在痛苦中找到喜悅；廣助全球各種族、宗教及有緣人。「Accupunch」帶給大家的就是「愛的訊息」。

經絡拳每天都和我們對談，教導我們聆聽心靈的聲音，「感恩、祝福、喜悅」是它的成道三步曲。推展「經絡拳」就是希望人人活用雙手、開創生命，創造出一群完全自己掌握生命的理想實踐家，懂得感恩，學會祝福，身心喜悅。喜悅的日子正等著你，就在此時此地等你行動，拓展沒有未來、沒有過去、當下存在的智慧能量，得到永恆合一的至樂。

從心開始 時時感恩

手結感恩印，口說「身心喜悅！」以祝福對方，是我們常常叮嚀自己與人互動的感恩心懷。我們活在世間，首先要感恩的就是父母，即時報恩才不會造成「子欲養而親不待」的終生遺憾；其次是給我們溫暖安心、讓我們安身立命的家人和朋友；再者就是指導我們人生方向的師長，因為他們讓我們學會了待人處世的圓融之道。最後，還要感恩自己，感謝自己今日還能活著感恩天地萬物的喜悅。

生命衍生生命，能量創造能量，感恩回饋感恩。感恩是一切有情生靈的開始，當人失去了感恩心念的時候，也就是遠離喜悅的開始。

當自己能好好的學習感恩一切，便能更靈敏地探察自己的需求，也就愈能慈愛大方地對待每一個人，那一刻起世界是屬於你的了！

別忘了從現在起，感恩你的敵人以及傷害過你的人，你會發現另外一個「完美無瑕的自己」完整地活著，由內而外皆圓滿。

請用「勇敢的感恩」見證真實的你，讓自己蓄勢迎向一個不平凡的感恩之旅，你將不會停止對自己充滿恩寵與珍惜。

藉由感恩的日子拾回生命的樂趣，也會發現做好事是如此簡單。除此之外，還能治療生病的靈魂，重新感知世上所有的善惡是非；就在感恩的覺醒中，自我滋養與自我尊重，沒有損失，只有獲得。相信，一切惡緣將轉化為善緣。

從心開始 時時祝福

祝福是真性真情的願心。在功利主義社會的薰陶中，人們所做的一切都以取得利益、獲得成功為目標，造成了人與人之間的彼此猜忌，你爭我奪甚而形同陌路，完完全全的自私自利。為了個人利益可以不擇手段，人情日漸冷淡，人心日漸疏離，失去了人溺己溺的同情心，更忘了真性真情的祝福心。

近來，治安問題層出不窮，各地天災人禍頻傳，不幸事件連連發生在我們生活周遭。因此，除了自我負責以外，更應該幫助社會各界朋友在觀念上做更深一層的改造，才能從根本解決社會百病叢生的嚴重問題。

為他人服務的時候，除了感恩還必須祝福對方。祝福是一種「支持與愛」的供養，雖然只是簡單的一句「我永遠支持您，我們愛您。」都能產生無與倫比的祝福能量，促成社會的良性循環。

祝福，讓人與人息息相關，有利益共有共用，有事共同承擔。藉由祝福的大善緣，彼此產生正向的連結，才能在詭譎多變的時代享受無盡的回饋與希望。

藉由祝福，我們開啟了偉大的力量，消弭了危難，放下了痛苦與悲傷，也發現了驚喜的「愛的傳承」生生不息。祝福是一種無條件的愛，無私、圓滿、確信、同情、接納、寬心、撫慰、和平都是祝福的禮物。如果你相信，請打開它！並高呼：我祝福自己、我祝福您、我祝福全世界。

當你自己成長了，你就有祝福散播更多祥和的責任。這一切的祝福不會因為死亡而消失，祝福的能量將永遠存在著等你，一萬年以後。不，再一萬個一萬年以後，恆久的祝福你。

因此，每個人都貢獻出較高、較和諧的感受是相當重要的，因你向我祝福。

從心開始 時時喜悅

喜悅是學會對人、事、物寬恕的一種生命哲學。

喜悅互動即為最高妙的生活形式。人們最痛苦的莫過於不敢面對現實。當面對突如其來的考驗時，我們往往選擇逃避、活在幻象之中。久而久之，不但迷失了自己，更造成了永遠的傷痛。

就喜悅心喜悅行的精神而言，是「以最簡單的方法，解決最複雜的問題」，答案就在「懂得面對」！對於外境種種均以平常心面對，不要自找痛苦——應該不把頭痛當頭痛，不把腰痠背痛當成業障病痛。將種種痛苦

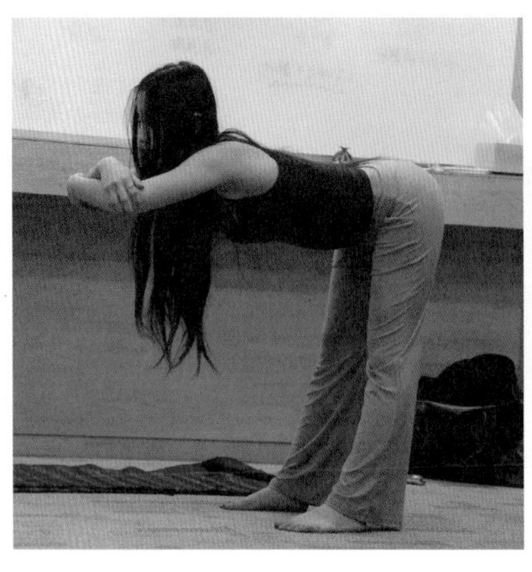

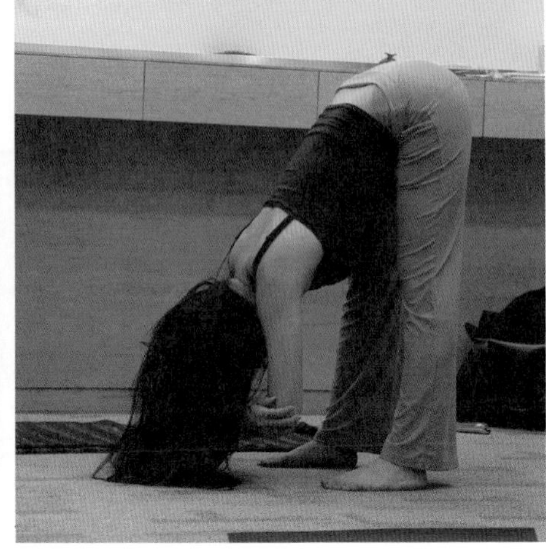

都當做喜悅的種子、生命道路上的踏腳石，讓我們一步一腳印、一拳一愛心地完整自己的人生。

遭遇「痛」或「苦」的時候，不要只是感覺到痛與苦而已，而是要能夠感受到其背後逆增上緣的大喜悅。擁有積極樂觀的生命態度，才能隨時當下面對一切痛苦因緣，並轉化為喜悅因緣。

可惜，現代人的物資富裕而精神渙散，雖然具有肉體上的飲食能力，卻不懂得精神上的呼吸能量。事實上，我們所需要的不多，但想要的卻太多了，因而導致喜悅的權利喪失，終日為執行痛苦的義務而忙碌，只因你一直深信你不配被愛。

經絡拳提醒我們，修行應該從「喜悅自己」做起，讓自己修得身心喜悅；再以學習喜悅、慈悲與智慧來服務社會並感動他人，讓每一個人都能身心喜悅的對待任何人。

「喜悅再喜悅」的生命因緣擴大，必能造就喜悅世界。只要秉持喜悅心喜悅行，就能夠把遇到的每一個人都當做自己生命中的貴人，遇上的每

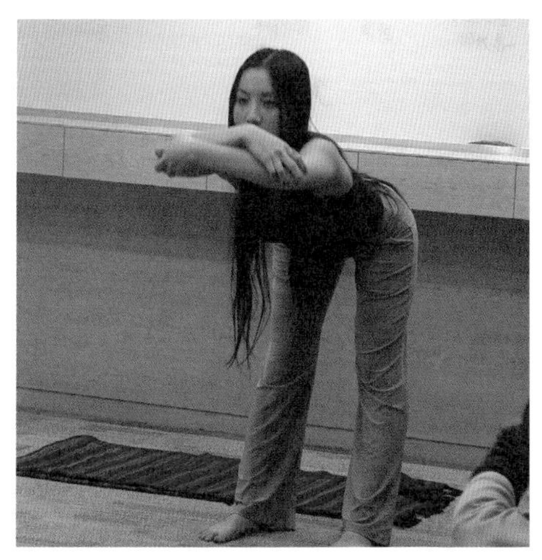
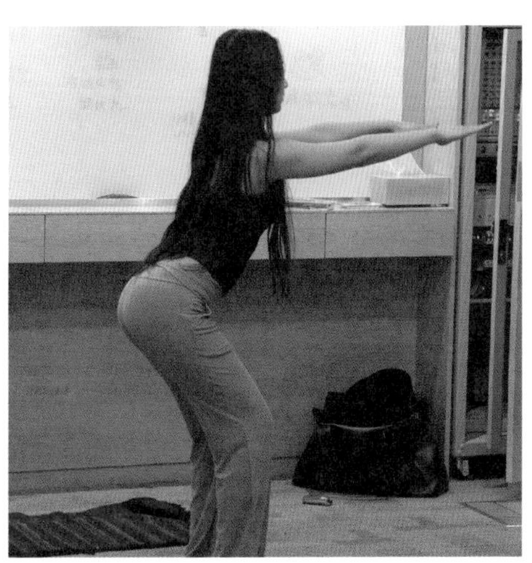

一件事當做自己的福報，於是能夠以平常心接受任何的惡緣及惡境，同時能夠讓我們常保平靜的虔誠力量拯救自己，這是喜悅給予你最大的力量。

新世紀的人們沒有人相信偉大的宇宙是以「苦」為軸心。大家相信，宇宙的美必定活在喜悅本體裡。

當我們懷著一顆輕盈的心學習人生的變化，就能在內心深處湧現喜悅的泉源。過去諸世的人群總是將任何一種現象設想成不好的狀況，日復一日痛苦、掙扎地活著，把自己弄得一身傷痛，不知道唯有從喜悅的角度才能看透事物的本質。

千禧年後最大的改變，將是人人懂得活在當下，能去享受令人狂喜的生命體驗。它是存在於所有生命中的原始能量，隨著每一次的面對問題，喜悅就自然湧現，所以將沒有人會選擇逃避問題而失去喜樂。

別忘了，真正的成功是知道如何懷著一顆滿溢的喜悅心，並與眾人分享，這是一種堅持，更是一種成功的力量。

最後，我們以喜悅的面對、喜悅的接受、喜悅的享受為原則，以心無罣礙、心有喜悅的態度來處理人、事、物。我們深信，全世界、全宇宙以及十方之一切生靈，皆在喜悅的生命體驗中再生喜悅，進而達成世界一家與人類和平的遠景。

但願人人勤練經絡拳，因為這個世界需要有愛的雙手不斷地向外散發「身心喜悅」，它將能穿越你我、我們的家人、我們的國家、我們的星球，乃至於全宇宙。

行動

台灣人創造了
經絡拳——Accupunch

就從你的雙手開始行動
每天忙忙碌碌的過日子
身體充滿了緊繃，而沒有時間休息
心情總是無法平靜，又失去了快樂
所以常常汲汲營營的向外找尋慰藉
來彌補身心靈的需求與渴望
殊不知這一切早已蘊含在「自己的雙手」
只不過受到壓力所遮蔽罷了
台灣人創造了經絡拳——Accupunch
希望你來牽手牽成
推動最省力有效的經絡拳
一項不費心力的健康方法
可隨時迅速地消除生活壓力
可隨手發掘你的內在深層心靈
TAPPING能深入身心靈
TAPPING疼愛自己
TAPPING關心家人
TAPPING服務社會
這一切
就從你的雙手開始行動吧……

宣印學派：「TAPPING振動」的創辦人宣印博士，整合經絡振動與律動，調整身體姿勢情緒，釋放長期壓力疼痛，其目的是重新喚醒人們天生所具有的自我創造與自我治療的本能。
當這個本能被喚醒後，你便擁有創造你想成為誰的能力。還你身體重回健康、自由的狀態，讓身體肌肉、關節、心靈重新回到和諧平衡的狀態。
願每一位受身心病苦的生命都因看了這本書而徹底康復，得到圓滿喜悅的愛。

——經絡拳老師群

新書預告

打健康

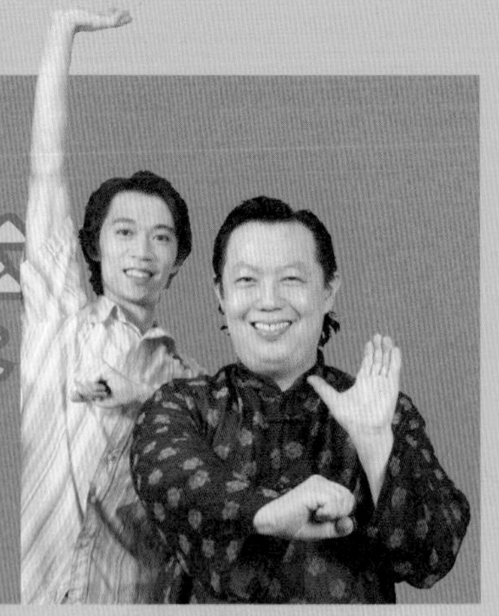

你還在吃藥嗎？

打 幫你解決二十多種困擾小毛病

本書簡介

怎麼打

『藥』即是『毒』！我們發現『打』是最驚人的自然療癒力量，不吃藥也能止痛喔。學習用打經絡比練習使用打電腦還簡單！利用「經絡共振」的高頻能量傳輸到病痛上面，用於自我保健與為他人診療。

打哪裡

經絡拳提出一個「健檢沒發現的病」超越性觀點，打開自我療癒的本能，幫助我們用更正面的角度來聽疾病說話，喚醒體內潛藏的生命力能量來自我療癒力！打哪條經決定你身心靈的健康！

打得好

宣印學派獨創「經絡拳」的強大治療能力，將全身的能量集中在拳頭上，從「Tapping-振動」轉變成神奇的「療癒」力量。並將雙拳的正面能量傳遞給經絡系統，解除身體病痛與情緒困擾。

作者 經絡拳首創人 宣印

本書特色 --懶人的運動書

效果：清楚知道打哪條經絡，療癒哪個部位的病痛，並雕塑身體曲線。

簡單：專為不愛運動的人而寫，輕鬆入門就能達到良好的效果。

錯誤：讓你在Tapping振動過程避免因打錯了而造成運動傷害。

注意：小毛病比大病難醫，本書將打健康秘訣全部傾囊相授。

經絡拳是為又忙、又累的人，設計了最容易執行的運動法，「打健康」運動法是對於一個沒有時間，但又想要成功維持運動習慣的人，在最短時間擁有活力健康的最棒方法。

這是一本健康的人必讀，生病的人更是要讀，專業人士更必須知道的一本好書。

-- MARS 經絡拳總教練

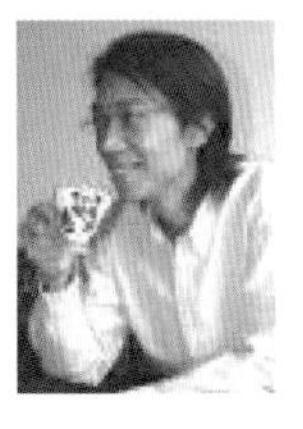

國家圖書館出版品預行編目資料

從手開始：打讓身體多活20年UP / 宣印著.
－－第一版－－臺北市：宇河文化出版；
紅螞蟻圖書發行，2008.10
面　公分－－(Lohas；1)
ISBN 978-957-659-692-6（平裝）

1.經絡療法 2.運動健康

413.915　　97017672

Lohas 01

從手開始：打讓身體多活20年UP

作　　者 / 宣　印
美術構成 / Chris' office
校　　對 / 朱慧蒨、周英嬌、楊安妮
發 行 人 / 賴秀珍
總 編 輯 / 何南輝
出　　版 / 宇河文化出版有限公司
發　　行 / 紅螞蟻圖書有限公司
地　　址 / 台北市內湖區舊宗路二段121巷19號（紅螞蟻資訊大樓）
網　　站 / www.e-redant.com
郵撥帳號 / 1604621-1　紅螞蟻圖書有限公司
電　　話 / (02)2795-3656（代表號）
傳　　真 / (02)2795-4100
登 記 證 / 局版北市業字第1446號
法律顧問 / 許晏賓律師
印 刷 廠 / 卡樂彩色製版印刷有限公司
出版日期 / 2008年 10 月　第一版第一刷
2015年 2 月　　　第四刷

定價 300 元　港幣 100 元

ISBN 978-957-659-692-6　　Printed in Taiwan